F. H. Degenring   Der Herzmuskel

F. H. Degenring

Der Herzmuskel

*Dynamik, Koronarkreislauf
und Behandlungsmöglichkeiten*

Mit 13 Abbildungen

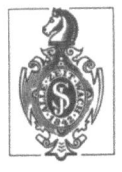 Springer-Verlag
Berlin Heidelberg New York 1976

Dr. F. H. Degenring, Facharzt für Innere Medizin und Kardiologie,
6940 Weinheim, Hirschkopfstraße 8

ISBN-13: 978-3-540-07572-1   e-ISBN-13: 978-3-642-86136-9
DOI: 10.1007/ 978-3-642-86136-9

Das Werk ist urheberrechtlich geschützt. Die dadurch begründeten Rechte, insbesondere die der Übersetzung, des Nachdruckes, der Entnahme von Abbildungen, der Funksendung, der Wiedergabe auf photomechanischem oder ähnlichem Wege und der Speicherung in Datenverarbeitungsanlagen bleiben, auch bei nur auszugsweiser Verwertung, vorbehalten.

Bei Vervielfältigungen für gewerbliche Zwecke ist gemäß § 54 UrhG eine Vergütung an den Verlag zu zahlen, deren Höhe mit dem Verlag zu vereinbaren ist.

© by Springer-Verlag Berlin · Heidelberg 1976.

Die Wiedergabe von Gebrauchsnamen, Handelsnamen, Warenbezeichnungen usw. in diesem Werk berechtigt auch ohne besondere Kennzeichnung nicht zu der Annahme, daß solche Namen im Sinne der Warenzeichen- und Markenschutz-Gesetzgebung als frei zu betrachten wären und daher von jedermann benutzt werden dürften.

Vorwort

Mit der vorliegenden Monographie soll versucht werden, die wesentlichen Kenntnisse und Anschauungen auf dem Gebiet der myokardialen Dynamik und des Koronarkreislaufs kurz zu umreißen und so einem interessierten Kreis näherzubringen helfen.
Die Darstellung des Themas in dieser Form erfordert vom Leser immer ein wenig naturwissenschaftliche Vorkenntnisse, um auf volles Verständnis zu stoßen. Andrerseits soll der Interessierte zum Nachdenken und zur aktiven Mitarbeit an diesem noch längst nicht klar vor Augen liegenden Forschungsgebiet angeregt werden. Deshalb wurde die wesentliche Literatur für jedes Kapitel gesondert im Literaturverzeichnis angegeben und im Text nicht erwähnt. Außerdem wurde auf eine zu starke Unterteilung der Monographie verzichtet.
Für den Kliniker wird auch das gegenwärtige Wissen zur Diagnose und Behandlung der koronaren Herzerkrankung kurz umrissen. Die anatomischen, physiologischen und pharmakologischen Ausführungen können als eingehende Erläuterungen dazu angesehen werden.
Zur Dokumentation des persönlichen Engagements schlugen sich die eigenen Erfahrungen in Klinik und Forschung während der letzten acht Jahre in dieser Darstellung nieder. Für ihre hilfreichen Ratschläge und ihr Entgegenkommen möchte ich vielen Kollegen Dank sagen und einige davon nicht unerwähnt lassen:
WILHELM DOERR, Prof. Dr. med., Direktor des Pathologischen Instituts der Universität Heidelberg.
GOTTHARD SCHETTLER, Prof. Dr. med., Direktor der Medizinschen Universitätsklinik Heidelberg.
ROBERT M. BERNE, M. D., Chairman, and CHARLES SLAUGHTER, Professor, Department of Physiology, University of Virginia, Charlottesville.

Rafael Rubio, Ph. D., Associate Professor, Department of Physiology, University of Virginia, Charlottesville.
Richard R. Curnish, Department of Physiology, University of Virginia, Charlottesville.
Reiner Thorspecken, Dr. med., Kardiologische Abteilung der Medizinischen Universitätsklinik Heidelberg.
Heinz Walther, Dr. med., Kardiologische Abteilung der Medizinischen Universitätsklinik Heidelberg.

Weiterhin darf ich meine Verbundenheit und Hochachtung für Herrn Wolfgang Kübler, Prof. Dr. med., Leiter der Kardiologischen Abteilung an der Medizinischen Universitätsklinik Heidelberg und seinen Mitarbeitern zum Ausdruck bringen.

Schließlich möchte ich sowohl meiner Frau und meiner Familie als auch der ICI-Pharma, Plankstadt, für die großzügige Hilfe, Geduld und Ermutigung von Herzen danken.

Heidelberg, im November 1975   F. H. Degenring

Inhaltsverzeichnis

Einführung 1

Das Myokard 3

Der Herzmuskelaufbau 3
Das Reizleitungssystem 5
Feingewebliche Strukturen 8
Die Herzmechanik 12
Die Kontraktionskraft des Herzens 16
Molekulare Kontraktionsbasis 24
Elektrolyttransport 27

Der Koronarkreislauf 32

Physiologische Grundlagen 32
Der Koronargefäßwiderstand 34
Myokardialer Sauerstoffverbrauch 36
Klinisch-pathophysiologische Gesichtspunkte . . . 37

Pharmakologische Überlegungen 42

Die Wirkstoffe 42
Die Behandlung der koronaren Herzkrankheit . . . 53

Literatur 59

Sachverzeichnis 67

Einführung

Auf den ersten Blick erscheint die Pumpfunktion und die Arbeitsweise des Herzens relativ klar und einfach. Das angedeutet kugelförmige Hohlorgan wird mit Blut gefüllt, während seine elastische Wand, der ringförmige Herzmuskel sich dehnt. Durch die aktive Verkürzung des Herzmuskels werden die Herzhohlräume verkleinert und das darin befindliche Blut gelangt schließlich über die Blutgefäße zu den Organen, um sie mit Sauerstoff und den anderen lebenswichtigen Stoffen zu versorgen.
Ungerichtete Hin- und Herbewegungen des Blutes verhindern die Herzklappen, weil diese, wie etwa Türen, sich nur in einer Richtung öffnen lassen. Der Druck, der durch die Herzmuskelverkürzung auf die Blutflüssigkeit in den Herzkammerhohlräumen einwirkt, öffnet die Herzklappen, während diese durch die Rückstromtendenz des ausgeworfenen Blutes zur Zeit der Herzmuskelerschlaffung geschlossen werden. Zunächst versorgt das Herz seinen Muskel selbst mit Blut, damit dieser fähig bleibt, weiterhin die Blutflüssigkeitssäule zu den anderen Organen hin in Bewegung zu halten. Eine koordinierte Verkürzung und Erschlaffung der einzelnen Herzmuskelabschnitte vermittelt ein besonderes Reizbildungs- und Reizleitungssystem.
Bei näherem Hinsehen jedoch ergibt sich eine Fülle von Einzelvorgängen, aus der diese Pumparbeit des Herzens mosaikartig zusammengesetzt ist. Viele dieser Vorgänge bedürfen trotz intensiver Forschung noch der Aufklärung. Weiterhin ist auch die direkte Wirkung der verschiedenen Herzphasen auf die Durchblutung der in das Myokard eingebetteten Koronargefäße zu bedenken, während sich die Myokardaktion bei der Durchblutung anderer Gefäße nur indirekt als Perfusionsdruckerzeuger auswirkt.
Im folgenden sollen die Erregung, die Kontraktion und die Erschlaffung des Herzmuskels, sowie die daraus resultieren-

den Änderungen der Koronardurchblutung anschaulich zur Darstellung gelangen, damit die Möglichkeiten der pharmakologischen Beeinflussung von myokardialem Sauerstoffbedarf und -angebot bis ins Einzelne klar vor Augen treten können.

Das Myokard

Der Herzmuskelaufbau

Die grobanatomischen Muskelstrukturen in den Vorhöfen und den Kammern des Herzens entsprechen durchaus nicht einem ringförmigen Hohlmuskel, dessen Aktionen überall gleichzeitig ablaufen. Vielmehr sind mehrere, anatomisch in ihrer Richtung divergierende, funktionell und im zeitlichen Ablauf jedoch synergetisch wirkende Herzmuskelschichten zu unterscheiden.
Weiterhin ist das Herz im Organismus nicht nur durch das Zwerchfell, durch die Thoraxwand und durch die Lungen in seiner Beweglichkeit eingeschränkt, sondern auch durch seine Gefäßeingänge und -austritte an vielen Punkten relativ stark fixiert.
Der Herzmuskel als Ganzes wird durch einen festen Bindegewebsring (Anulus fibrosus) klar unterteilt. In Höhe der Segelklappen trennt er die Herzkammern von den Vorhöfen und umschließt auch die Wurzeln der Aorta und der Arteria pulmonalis. Unter Einbeziehung der geschlossenen Segelklappen spielt dieser Anulus fibrosus als bewegliche Ventilebene während der Herzaktionen funktionell eine beachtliche Rolle.
Die dünne Vorhofsmuskulatur besteht aus zwei Faserschichten, wovon eine beide Vorhöfe umfaßt, während die andere in jedem Vorhof senkrecht dazu verläuft. Diese Schicht ist am Anulus fibrosus verankert.
Die Kammermuskulatur besteht aus den oberflächlichen und den tiefen Spiralmuskeln einerseits und den tiefen ringförmigen Konstriktoren andererseits. Die äußeren oberflächlichen Spiralmuskeln gehen vom äußeren Rand des Anulus fibrosus aus, d. h. sie sind an den Rändern der Mitral- und der Trikuspidalostien, der Segelklappenostien, verankert. Die inneren, tiefen Spiralmuskeln nehmen ihren Ausgang ebenfalls von

den Segelklappenostien, bilden jedoch die dem Ventrikelinneren zugewandte Muskelschicht in den Einflußbahnen der Herzkammern. Bei ihrem Verlauf zur Herzspitze liegen die äußeren und die inneren Spiralmuskeln gekreuzt übereinander. Diese anatomische Divergenz bewirkt jedoch bei einer Verkürzung der Spiralmuskelschichten nach dem Parallelogramm der Kräfte eine resultierende Kraftrichtung vom Anulus fibrosus zur Herzspitze hin.

Bei Verkürzung der Spiralmuskeln nähert sich, funktionell betrachtet, die Ventilebene der Herzspitze. Das hat eine deutliche Verminderung des konischen Herzkammereinflußbahnvolumens und eine Vergrößerung des Vorhofvolumens zur Folge, unter der physiologischen Voraussetzung, daß sich die Vorhofmuskulatur zu diesem Zeitpunkt nicht verkürzt.

In der Herzspitze durchflechten sich die Spiralmuskeln, so daß die äußeren Spiralmuskeln im Ventrikelinneren aufwärts ziehen und das untere Drittel der Herzkammerscheidwand sowie die Trabekel- und Papillarmuskeln bilden. Von den Papillarmuskeln strahlen dann die Sehnenfäden in die Segel der Atrioventrikularklappen ein.

Im linken Ventrikel liegt zwischen den oberflächlichen und den tiefen Spiralmuskeln der Ausflußbahn eine dickwandige, ringförmig horizontal verlaufende Schicht von Muskeln, die tiefen Konstriktoren. Sie nehmen die oberen zwei Drittel des Kammerseptums und die Hauptmasse der linksventrikulären Außenwand ein. Diese ringförmigen Konstriktoren dominieren also funktionell in der Ausflußbahn des linken Ventrikels und scheinen damit, zumindest in diesem Abschnitt, das vereinfachte Schema des Herzens als ein ringförmiger Hohlmuskel zu rechtfertigen. Bei der Verkürzung dieses Hohlmuskelzylinders, der zwei Drittel der linken Herzkammer einnimmt, müssen sich mit abnehmendem Ventrikelvolumen und mit zunehmender Wanddicke die inneren Muskelfaserschichten gegenüber den äußeren zunehmend verkürzen.

Bei Abnahme der Füllung des linken Kammerhohlraumes ist die Verkürzungsmöglichkeit der schon zu Beginn kurzen Konstriktorfasern eingeschränkt, während sich die initial langen, durch ihre Anordnung weniger entdehnten Spiralmuskeln geringer beeinträchtigen lassen. Bei der Verkürzung dominiert somit bei geringer Kammerfüllung der Ventilebenmechanismus im unteren Ventrikelhohlraumdrittel gegenüber der ringförmigen Konstriktion der Ausflußbahn. Dies kann etwa bei Herzfrequenzsteigerungen beobachtet werden. Der rechte Ventrikel weist hingegen nur einen relativ schwach angelegten Hohlzylinder von Konstriktorfasern auf. Da die Spiralmuskeln gegenüber den Konstriktorfasern deutlich überwiegen, kommt es während der Muskelverkürzung hauptsächlich zu einer Annäherung der Ventilebene an die Herzspitze und zu einer Verkleinerung des rechtsventrikulären Hohlraumes in seiner Längsrichtung. Im Querschnitt liegt die rechte Herzkammer der linken mit einer großflächigen Ventrikelaußenwand halbmondförmig an, so daß nur geringe Annäherungen der Außenwand an das Kammerseptum schon eine große Volumenverschiebung bewirken, unter der Voraussetzung, daß die Kontraktionskraft der schwachen Konstriktormuskelschicht den Widerstand in den nachgeordneten Gefäßen, d. h. den zur selben Zeit bestehenden Pulmonalarteriendruck, überwinden kann. Als Unterstützung des Blutauswurfes aus dem rechten Ventrikel wirkt das gegenüberliegende Kammerseptum, das sich walzenförmig in das Lumen des rechten Ventrikels vorwölbt. Diese Vorwölbung nimmt bei Verkürzung der dickwandigen linksventrikulären Konstriktorschicht erheblich zu.

Das Reizleitungssystem

Die Erregung des Herzmuskels entsteht im Herzen selbst und erfolgt regelmäßig sowie automatisch, falls keine humoralen oder nervalen Beeinflussungen stattfinden. Nervale Impulse gehen vom Kreislaufzentrum im Hypothalamus aus, der seinerseits wieder durch andere Hirnregionen (Cortex orbitalis, Gyrus cingulatus, Insula, Nucleus amygdaleus) und auch durch Substanzen, wie etwa Acetylcholin, Norepinephrin und 5-Hydroxytryptamin (Serotonin) gesteuert wird. Vom Hypothalamus nehmen cholinerge, sympathische und cholinerge, parasympathische Neuronen, d. h. nur Acetylcholin ist die Übertragersubstanz, als Impulsüberträger gemeinsam ihren

Ausgang zu den Mittelhirnganglien. In der tieferen Ponsregion mit Übergang zur Medulla oblongata trennen sich die Wege. Während die cholinergen, parasympathischen Neuronen ihre Impulse an den zehnten Hirnnerven (Nervus vagus) weitergeben, streben die cholinergen, sympathischen Neuronen in die Mittelhörner der grauen Rückenmarksubstanz (Th I bis Th V). Von dort ziehen sie, weiterhin cholinerg, zum Grenzstrang. Im Herzen treffen sich sympathische und parasympathische Neuronen wieder zur Stimulation des Sinusknotens des Herzens, der ohne Beeinflussung mit automatischer Regelmäßigkeit seine Impulse über das nachfolgende Reizleitungssystem an das Myokard weitergeben würde, der jedoch ebenso adrenergen, sympathischen (Norepinephrin und Epinephrin sind die Wirkstoffe), als auch cholinergen, parasympathischen (Acetylcholin ist die Übertragersubstanz) Einflüssen zugänglich ist. Ergänzend sei darauf hingewiesen, daß Norepinephrin die Übertragersubstanz des peripheren sympathischen Neurons ist, während Epinephrin nur im Nebennierenmark gebildet wird und seine Wirkung auf humoralem Wege bei überschwelligen Reizen, erst in Notfällen, entfaltet.

Im Herzen selbst und in dessen Reizleitungssystem herrscht die adrenerge, sympathische Beeinflussung vor, während sich die cholinerge, parasympathische Erregung nur modifizierend auf die kardiale Reizbildung im „oberen" Sinusknoten am Mündungstrichter der Vena cava superior und auf umschriebene Vorhofregionen im Bereich der Mündung des Sinus coronarius (sogenannter Zahnscher Sinusknoten) zu beschränken scheint. Die Reizbildungsstellen des an Ganglienzellen und Nervengeflechten reichen Sinusknoten lassen sich weniger anatomisch als vielmehr elektrophysiologisch (pacemaker cells) identifizieren, aufgrund von isoelektrischen Feldern, die sich so natürlich um diese Zellringbündel ordnen wie Höhenlinien um einen Berggipfel.

Die genaue Reizleitung über die Vorhöfe entbehrt der letzten Aufklärung, obwohl drei muskuläre Bündel bisher dafür beschrieben wurden (Wenckebach, Thorell, James). Darüber hinaus verfügt die Vorhofmuskulatur, insbesondere die des rechten Vorhofes, über viele Strukturen, die zur Automatietätigkeit befähigt und die adrenerg sympathisch beeinflußbar zu sein scheinen.

In der Erregungsweiterleitung ist der nach Aschoff und Tawara benannte Atrioventrikularknoten das Verbindungsglied zwischen den Vorhöfen und den Herzkammern. Er besitzt keine anatomisch scharfe Abrenzung zur umgebenden Arbeitsmuskulatur. Von diesem subendokardial, noch im Bereich des rechten Vorhofes zwischen Foramen ovale des Vorhofseptums und den Trikuspidalklappen gelegenen Knoten geht das für die Kammererregung zuständige His-Purkinje-Leitungssystem aus.

Nachdem die Reizleitungsfasern den Atrioventrikularknoten verlassen haben, stoßen sie durch das sie schutzhüllenartig umgebende Trigonum fibrosum dextrum als sogenannter penetrierender Teil des Hisschen Bündels. Unterhalb der Aortenklappen erreichen dann die Anteile des linken Schenkels vom Hisschen Bündel im sogenannten Kochschen Punkt die linksventrikuläre Oberfläche des membranösen Kammerseptums, während die Anteile des rechten Schenkels den tiefer innen liegenden Teil des Hischen Bündels ausmachen.

Zunächst verläßt von dort der 15 – 20 mm lange und 6 bis 8 mm breite, posteriore Teil des linken Schenkels das His-Purkinje-System. Er zweigt sich stark in der Hinter- und in der Seitenwand des linken Ventrikels, im hinteren, linksventrikulären Papillarmuskel und im hinteren, sowie im mittleren Kammerseptum auf. Unmittelbar danach trennt sich auch der anteriore Teil des linken Schenkels vom verbleibenden, rechten Schenkel. Der 20 – 35 mm lange und 3 mm schmale, linksanteriore Schenkel wandert am unteren Rand des membranösen Kammerseptums nach vorne zum vorderen, linksventrikulären Papillarmuskel und zweigt sich im vorderen Anteil des Kammerseptums, sowie in der anterolateralen Wand des linken Ventrikels auf. Zwischen beiden linken Schenkelanteilen bestehen zahlreiche Anastomosen. Der rechte Schenkel zieht als geschlossenes Bündel weiter im muskulären Anteil des Kammerseptums hin zum rechten Ventrikel. Dort teilt er sich im Ansatzbereich des vorderen, rechtsventrikulären Papillarmuskels auf.

Feingewebliche Strukturen

Im mikroskopischen Bereich läßt sich die Herzmuskulatur in ihre Bestandteile gliedern, die das Verständnis für die Herzaktionen weiter vertiefen. Das Myokardgewebe ist aus Muskelfaserzellen zusammengesetzt, die untereinander durch spitzwinklige Verzweigungsbrücken zusammenhängen und somit ein Synzytium bilden. Die Abgrenzung der Zellen voneinander erfolgt nicht nur durch die Zellmembran, das Sarkolemm, sondern zusätzlich auch durch die raumfaltenmembranartigen Glanzstreifen. Diese dicht geschlängelten, nur $0{,}13 - 0{,}15\,\mu$ breiten Glanzstreifen liegen zwischen den Plasmamembranen von zwei Zellen und stellen eine besondere Abwandlung des Sarkolemms dar, die für die Erregungsfortleitung von Zelle zu Zelle verantwortlich ist. Sie lassen die $10 - 13\,\mu$ breiten und $30 - 60\,\mu$ langen Muskelfaserzellen deutlicher in Erscheinung treten. Jede Herzmuskelzelle besitzt zahlreiche Myofibrillen, die bleistiftminenähnlich, in paralleler Anordnung alle Faserzellen durchziehen, wobei sie von den Glanzstreifen in ihrer Längsanordnung nicht abgelenkt und nicht verschoben werden (Abb. 1).

Die Myofibrillen bestehen aus Membranabschnitten, den Sarkomeren, die die Grundelemente der myokardialen Verkürzung, die kontraktilen Elemente, enthalten. Die Sarkomeren sind durch Z-Linien voneinander getrennt und besitzen von ihrer Mitte aus eine spiegelbildliche Anordnung. In der Erschlaffungsphase der kontraktilen Elemente besteht die Sarkomerenmitte aus M-Linien, die seitlich an L-Linien grenzen. Die M- und die L-Linien stellen die Mittelabschnitte eines Myosinmoleküls dar, wobei M kontrastreicher als L erscheint. Die L-Linien werden in Richtung auf die Z-Linien wieder von kontrastreicheren breiten Bändern abgelöst, die zusammen mit den M- und L-Linien die sogenannten A-Bande ergeben. Die kontrastreicheren, lichtdichten (anisotropen) Teile der A-Bande bilden die lateralen Anteile der Myosinmoleküle und die medialen Anteile der sie umgebenden Actinmoleküle. Diese setzen sich nach lateral in den lichtdurchlässigen, halbisotropen I-Banden fort und inserieren in den Z-Linien (Abb. 1).

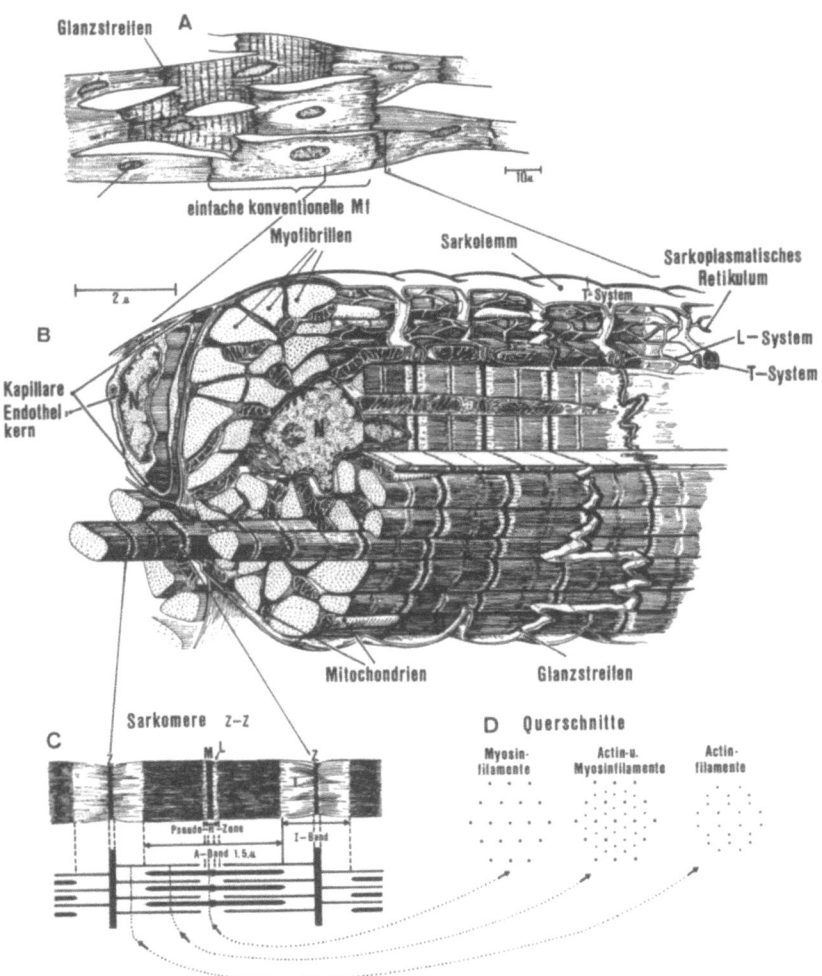

Abb. 1. Feinbau des Herzmuskels. Seine Strukturelemente in verschiedenen Dimensionen. A. Lichtmikroskopisch, B. Elektronenmikroskopisch, C. Röntgenstruktur-analytisch, D. Querschnittsschemata der räumlichen Anordnung von Actin und Myosin (nach Braunwald und Sonnenblick, abgewandelt nach Doerr)

Jeweils 6 I-Bande umgeben eine A-Bande. Bei der Verkürzung der kontraktilen Elemente verschwinden die M- und die L-Linien und es läßt sich nur noch eine homogene A-Bande aus Actomyosinkomplexen erkennen, während die I-Bande entsprechend verschmälert erscheint, so daß sich die Z-Abstände verringern.

Neben den Myofibrillen ist das sarkoplasmatische Retikulum eine spezielle Substruktur der Muskelfasern. Dieses zytoplasmatische Membransystem, das ein Netzwerk von Zisternen und Vesikeln unterschiedlicher Größe bildet, trennt die Zellen selbst in eine intra- und in eine extrazisternale Phase. Es ist, wie die Myofibrillen selbst, nach der Längsachse der Zellen ausgerichtet und ergibt somit ein, die Sarkomeren und Myofibrillen umhüllendes Longitudinalretikulum mit seinen angedeutet dreieckigen Ausstülpungen (Vesikeln), die in der Nähe der Z-Linien den Sarkomeren anliegen.

Zum anderen tritt das sarkoplasmatische Retikulum in eine enge Verbindung mit der inneren Oberfläche des Sarkolemms. Diese Muskelfaserzellmembran liegt dem an der „Stirnseite" der Faserzellen befindlichen Glanzstreifen nicht immer an, sondern begrenzt auch tiefe, breite Einstülpungen des extrazellulären Raumes in das Sarkoplasma. Auch diese Einstülpungen sind untereinander verbunden, doch bilden sie im Gegensatz zum sarkoplasmatischen Retikulum ein quer zu den Myofibrillen ausgerichtetes System, das sogenannte transversotubuläre System (T-System).

Die dickwandigen Tubuli des T-Systems stehen als sogenannte intermediäre Bläschen in direktem Kontakt mit den dünnwandigen, transversalen Ausläufern des sarkoplasmatischen Retikulums. Weitere Einstülpungen des T-Systems reichen bis an die Z-Linien der Sarkomeren heran, wo sie als Z-Tubuli ein entscheidender Ort für den transmembranösen Ionenaustausch zur Herzmuskelzellerregung und zur Kontraktionsvorbereitung sind. Die extrazisternale Phase des Herzmuskelcytoplasmas enthält neben den Myofibrillen die Ribosomen, die effektiven Umwandler der DNA-Informationen vom Zellkern und die, für den oxidativen Stoffwechsel große Bedeutung besitzenden Mitochondrien.

Wie schon erwähnt, enthalten die Sarkomeren zwei Myofilamente, das Myosin und das Actin. Myosin ist das räumlich

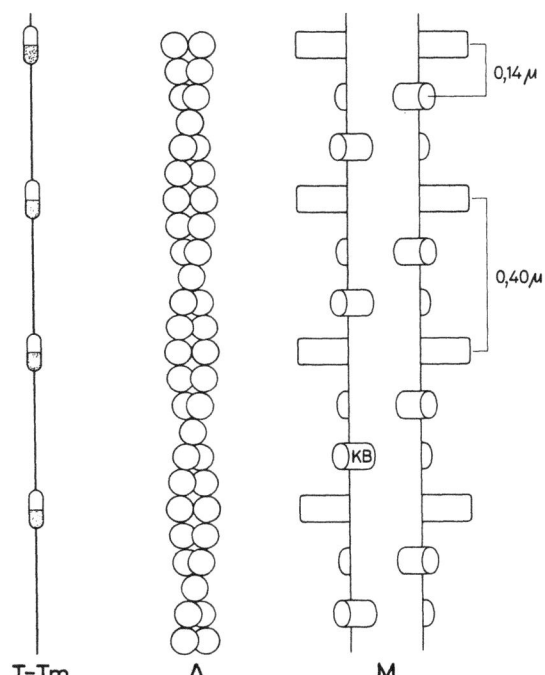

Abb. 2. Schema der Bestandteile einer Herzmuskelsarkomere. M = Myosinmolekül, KB = Kreuzbrücken, A = Actinmolekül, T-Tm = Troponin-(grau)Tropomyosin-(weiß)Komplex. Jeder Kreuzbrückenreihe (Abstand 0,40 μ) liegt die Doppelhelix eines Actinfilaments mit T-Tm-Komplexen gegenüber (s. Abb. 7), so daß 6 Actinfilamente ein Myosinmolekül umgeben (abgewandelt nach Olson)

größte Polypeptid mit einem Molekulargewicht von 450 000. Es kann durch kontrollierte Trypsinandauung in leichtes und in schweres Meromysoin im Verhältnis 2 : 1 aufgespalten werden. Das schwere Meromyosin bildet wahrscheinlich die seitlichen Vorsprünge des Myosinmoleküls. Diese Vorsprünge oder Kreuzbrücken umgeben in spiralenartiger Formation die dicken Myosinfilamente. Jeder seitliche Vorsprung liegt einem der sechs, das Myosin umgebenden Actinfilamente gegenüber, so daß die axiale Periodizität nach jeweils sechs Kreuzbrücken gewahrt bleibt (Abb. 2).

Das, im Vergleich zu dem Myosinmolekül, lange, schmale, fibrilläre Actin hat ein Molekulargewicht von 1 500 000, wobei 1,7 Mol Actin etwa 1 Mol eines anderen Peptides enthält. Es handelt sich um den Troponin-Tropomyosinkomplex. Dieser Komplex ist, räumlich gesehen, um das Actin, das selbst aus einer Doppelhelix besteht, so herumgewickelt, daß die Verdickungen dieses Moleküls, das optisch vom Actin abgegrenzt werden kann, direkt gegenüber den Querfortsätzen, den Kreuzbrücken des Myosinmoleküls liegen (Abb. 2).

Schließlich sei ergänzend erwähnt, daß es mikroskopisch drei Unterschiede zwischen den Skeletmuskeln, die auch wieder in rote und weiße Muskeln unterteilt werden, und dem Herzmuskel gibt:

1. Das sarkoplasmatische Retikulum ist im Herzen spärlicher ausgebildet. Sein Longitudinalsystem zieht sich mit den assoziierten Zisternen und Vesikeln im Herzen in weiteren Netzwerken über die gesamte Zelle.
2. Die Mitochondrien sind im Herzen erheblich zahlreicher und longitudinal zwischen den, gegenüber dem Skeletmuskel spärlicheren Myofibrillen der Herzmuskelfaser gelegen.
3. Der Herzmuskel besitzt Glanzstreifen (intercalated discs). An seinen, dem Herzmuskelzytoplasma zugewandten Seiten enthält der Glanzstreifen fleckförmiges, elektronendichtes Material, die kardialen Desmosomen. Zwischen der Anzahl dieser Z-Linienmaterialablagerungen und der Erregungsleitungsgeschwindigkeit besteht anscheinend eine direkte Korrelation.

Die Herzmechanik

Die myokardiale Dynamik setzt sich aus rhythmischen Herzmuskelverkürzungen und -erschlaffungen zusammen, die unter Berücksichtigung des intrakardialen Druck- und Volumenverhaltens in jedem Herzmuskelhohlraum überall gleichzeitig vonstatten gehen soll. Das ist zumindest den Denkmodellen zur Berechnung der Kontraktionskraft gesamter Muskelgruppen, meist der des linken Ventrikels, zugrundegelegt. Die Zeiten der Herzmuskelverkürzung (Systole) und die der Erschlaffung (Diastole) in den Herzkammern wurden unter Berücksichtigung physikalischer Gesichtspunkte wieder unterteilt. Da die Druckwerte in den Vorhöfen des Herzens, von denen das Blut in die Herzkammern fließt, auf wesentlich tieferem Niveau liegen als die Druckwerte in der Aorta und in der Arterie pulmonalis, wohin das Blut von den Herzkammern aus gelangt, muß die Herzkammermuskulatur durch ihre Anspannung diesen Druckunterschied ausgleichen. Während dieser Zeit sind die segelförmigen Herzklappen zwischen den Vorhöfen und den Kammern des Herzens geschlossen, da der höhere und weiter ansteigende Druck in den Kammern die „Türen" zum Vorhof zudrückt. Andererseits aber sind die halbmondförmigen Aorten- und Pulmonalklappen noch nicht geöffnet, da der Druck in den Herzkammern weiter ansteigen muß, um diese „Türen" gegen den Widerstand des auf ihnen lastenden Flüssigkeitssäulendruckes aufzustoßen. Diese Zeit der Systole, in der alle Herzklappen, die in die Herzkammern herein- oder aus ihr hinausführen, geschlossen sind, wurde zunächst die isometrische Phase genannt, da man nach Untersuchungen am isoliert aufgehängten Herzmuskelteil, meist des Papillarmuskels der Katze, an dem zusätzlich ein Gewicht hing, feststellen konnte, daß er solange seine Länge beibehielt, bis er durch seine Anspannung genügend Kraft gesammelt hatte, um das Gewicht durch seine Verkürzung zu heben. Man stellte jedoch fest, daß diese Beobachtung für die Herzmuskelgruppen im Gesamten nicht exakt zutrifft, da sich zwar das Gesamtvolumen in den während dieser Zeit geschlossenen Systemen nicht ändern kann, wohl aber Umgestaltungen des Herzkammerhohlraumes stattfinden, die den nachfolgenden Blutauswurf erleichtern helfen sollen. Statt isometrisch bezeichnet man diese Phase deshalb als isovolumetrisch. Dasselbe trifft für die erste Phase der Diastole zu, wenn durch die Herzmuskelerschlaffung der intrakardiale Druck unter den Druck in der nachfolgenden Flüssigkeitssäule der Gefäße absinkt und dadurch die Semilunarklappen zu den Herzkammern hin geschlossen werden. Auch in der isovolumetrischen Phase der Diastole bleiben die Segelklappen zu den Vorhöfen solange geschlos-

sen, bis der Druck in den Herzkammern unter den Druck in den Vorhöfen abfällt und die Mitral- und die Trikuspidalklappen in die Kammern hinein aufgestoßen werden. Auch in dieser diastolischen Phase finden anscheinend Muskelumgruppierungen statt, um die nachfolgende Füllung der Herzkammern effektiver zu gestalten.
Wenn der Druck in den Herzkammern den Druck in der Aorta und in der Arteria pulmonalis überschritten hat, werden die Semilunarklappen geöffnet und das Blut durch Einengung des Herzkammerhohlraumes während der myokardialen Kontraktion in die nachfolgenden Blutgefäße ausgeworfen. Diese zweite Phase der Systole wird noch immer die isotonische Phase genannt, da bei Untersuchungen am isoliert aufgehängten Muskel mit anhängendem Gewicht sich die intramuskuläre Spannung während der Verkürzung nicht ändert. Im Herzhohlmuskel jedoch, der das zwischen ihm befindliche Volumen während seiner Verkürzung verringert, gelangt die von Laplace gefundene Beziehung zur Anwendung. Diese besagt, daß die intramuskuläre Spannung dem Produkt aus transmuralem Druck und – eindimensional gesehen – dem Hohlraumradius entspricht. Der Radius nimmt jedoch bei Verkleinerung des Hohlraumes ab. Somit müßte auch die Spannung im Hohlmuskel während seiner Verkürzung abnehmen, wenn dabei der transmurale Druck, der dem intrakardialen Druck fast entspricht, konstant bliebe. Es würde sich dann definitionsgemäß nicht um eine isotonische, sondern um eine isobarische Kontraktion handeln. Der intrakardiale Druck steigt aber während der Kammerentleerung infolge des Druckanstiegs in den nachfolgenden Gefäßen an, weil der Widerstand der Gefäßwand und der anderen nachfolgenden Gewebe gegen die durch die Volumenverschiebung verursachte Dehnung nicht unendlich klein oder umgekehrt die Dehnbarkeit der nachfolgenden Gewebe und Gefäßwände nicht unendlich groß ist. Es handelt sich also um eine auxotonische Kontraktion [aux(an)ein (gr.) = vermehren], die am isoliert aufgehängten Muskel bei dessen Verkürzung gegen eine Spiralfeder gewonnen werden kann. In der Diastole kann nach der Segelklappenöffnung zunächst eine rasche Füllungsphase der Kammern durch ein Zurückschnellen der Ventilebene zum Vorhof hin von einer nachfolgenden

langsameren Füllung, der Diastase unterschieden werden. In der, der isovolumetrischen Diastolenphase folgenden raschen Füllung wird hauptsächlich der konische Hohlraumzylinder der Einflußbahn bis zur Herzspitze gefüllt, während in der weniger effektiven Diastase auch die Ausflußbahnen der Herzkammern bei der Füllung miteinbezogen werden. Am Ende der Diastole löst schließlich die jetzt einsetzende Kontraktion der Vorhofmuskulatur eine weitere Anspannung der Kammerspiralmuskeln aus, sowohl durch die weitere Füllung

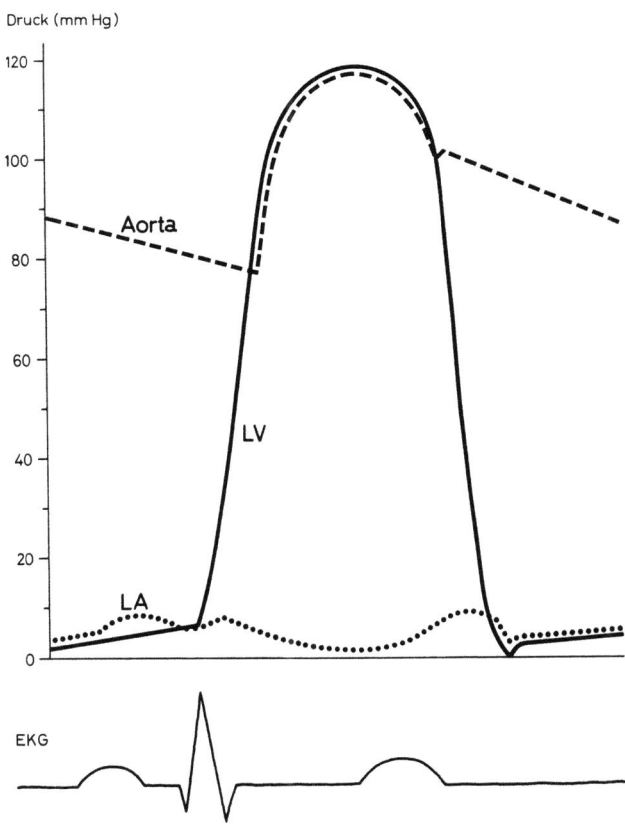

Abb. 3. Druckkurven des linken Vorhofes (LA), des linken Ventrikels (LV) und der Aorta mit zeitlicher Zuordnung zum EKG

des unteren Kammerhohlraumdrittels, als auch durch den Zug am Anulus fibrosus, an dessen gegenüberliegenden Rand die Spiralmuskeln inserieren. Mit dieser muskulären Spannungszunahme geht auch ein intraventrikulärer Druckanstieg einher, der nach dem Laplaceschen Gesetz umso größer ist, je geringer sich die Dehnbarkeit (compliance) der Kammermuskulatur erweist. Wenn der Kammerdruck durch die beginnende, muskuläre Kammeranspannung den Vorhofdruck überschreitet, werden die Segelklappen geschlossen und die Systole kann von neuem beginnen (Abb. 3).

Die Kontraktionskraft des Herzens

Den unterschiedlichen Belastungen des Organismus mit seinen unterschiedlichen Anforderungen an die Blutversorgung seiner Gewebe begegnet der Herzmuskel durch die Steuerung seines Schlagvolumens pro Zeiteinheit. Zwei Mechanismen und ihre Addition stehen ihm dabei theoretisch zur Verfügung. Einerseits könnte er in der gleichen Zeit wie ohne Belastung durch stärkere Verkürzung ein größeres Volumen, andererseits könnte er ein gleich großes Volumen wie vorher in kürzeren Zeitabständen befördern. Schließlich bliebe noch die Möglichkeit der Addition, indem der Herzmuskel ein größeres Volumen in kürzeren Zeitabständen als vorher auswirft. Die erwähnten Möglichkeiten sind vom Herzen durchaus alle erfüllbar.

Die Umstände, welche den Herzmuskel befähigen, ein größeres Volumen in derselben Zeit auszuwerfen, wurden von O. Frank in einem Arbeitsdiagramm des isolierten Froschherzens entworfen und mit Hilfe eines Herz-Lungen-Präparates von E. H. Starling und H. Straub auf das Warmblüterherz übertragen.

Viele Jahre beherrschte das sogenannte Starling-Gesetz die Regulationstheorien der Herztätigkeit. Zusammengefaßt beinhaltet es die lineare Proportionalität von präsystolischer Muskelfaserlänge und systolischem Volumenauswurf. Je stärker also der Herzmuskel in physiologischen Grenzen gedehnt wird, d. h. je mehr das enddiastolische Kammervolumen an-

wächst, desto größer ist das ausgeworfene Blutvolumen, da die Herzmuskelfasern befähigt sind, sich so stark zu verkürzen, daß sie ihr festgelegtes Verkürzungsminimum nach dem „Alles-oder-Nichts-Gesetz" erreichen. Das gilt selbstverständlich nur innerhalb physiologischer Grenzen. Zur näheren Erläuterung sei hier wiederum der isoliert aufgehängte Papillarmuskel angeführt, an dessen Ende ein Gewicht angebracht ist, welches auf einer Unterlage ruht. Diese Unterlage samt Gewicht wird nun zunehmend von dem Punkt, an dem der Muskel aufgehängt ist, entfernt. Bei der darauffolgenden Unterstützungszuckung verkürzt sich der Muskel immer wieder auf die gleiche Länge. Die Zeit, in der die Verkürzung abläuft, bleibt offensichtlich unverändert, deshalb muß die Längenänderung des Muskels pro Zeiteinheit, also seine Verkürzungsgeschwindigkeit größer werden. Bei diesem Starling-Gesetz ist darauf zu achten, daß die eigentliche Kontraktionskraft des Herzmuskels oder auch seine Elastizität nicht verändert wird. Es wird lediglich durch eine Längenänderung des Herzmuskels, d. h. durch eine Änderung des enddiastolischen Kammervolumens, eine Änderung des danach ausgeworfenen Schlagvolumens erreicht, weil sich der gesunde, unbeeinflußte Herzmuskel immer zur gleichen Endfaserlänge, also zum gleichen endsystolischen Kammervolumen verkürzt.
Die Längenveränderung eines Körpers durch eine konstante Kraft hängt nach dem Hookeschen Gesetz von dem Elastizitätsmodul des Körpers ab. Deshalb dehnen sich auch etwa gleich große Körper aus Gummi und aus Eisen verschieden stark. Der Elastizitätsmodul ist in der unbelebten Natur für jedes Material konstant, d. h. bei Konstanz der einwirkenden Kraft und bei Konstanz des Materialquerschnittes bleibt auch die Dehnbarkeit der Körper konstant, im Gegensatz zur Herzmuskelfaser. Krafteinwirkung und Längenänderung haben beim Herzmuskel nur dann ein lineares Verhältnis zueinander, wenn das Herz von jeglicher humoraler oder nervaler Beeinflussung abgeschirmt bleibt. Nur dann behält das Starling-Gesetz seine uneingeschränkte Gültigkeit. Durch nervale oder humorale Impulse sowie durch elektrische Reizung ist die Herzmuskelfaser jedoch fähig, bei konstanter Krafteinwirkung die gleiche Längenänderung mit unterschiedlicher Geschwindigkeit durch Änderung ihrer Kontraktionskraft

vorzunehmen. Die Vorbelastung (preload) des Herzmuskels, i. e. seine Dehnung vor Beginn der Kontraktion, sein enddiastolisches Volumen wird dabei konstant gehalten. Am Gesamtherzen ist es jedoch selbst unter weitestgehender Ausschaltung unerwünschter Einflüsse und unter gleichbleibender Versuchsanordnung nicht möglich, die Kontraktionskraft direkt zu messen. Erst über die Verkürzungsgeschwindigkeit, deren Verhältnis zur Muskelspannung, sowie schließlich über die Proportionalität von Spannung und intrakardialem Druck bei konstanter Muskeldehnung (Laplace) wird ein meßbarer Parameter zur Beurteilung der myokardialen Kontraktionskraft gewonnen. Diese schrittweise entwickelten Erkenntnisse begannen mit den Untersuchungen von A. V. Hill am isolierten Skeletmuskel. Das von ihm vorgeschlagene Modell eignete sich auch für das Studium von isolierten Papillarmuskeln, meist aus Katzenherzen, das zuerst von B. C. Abbott und W. F. H. M. Mommaerts betrieben, sowie von E. H. Sonnenblick und anderen weitergeführt wurde. Dieses Denkmodell besteht aus zwei Elementen, dem kontraktilen (CE) und dem elastischen Element. Das kontraktile Element ist anatomisch in den Myofilamenten, den Actin- und den Myosinmolekülen klar umrissen (Abb. 1). Das elastische Element ist, gegenwärtig zumindest, nur funktionell definiert, während es aus anatomischer Sicht nicht klar beschrieben werden kann. Dieses Element kann in seiner Funktion unterteilt werden, indem angenommen wird, daß die eine elastische Komponente direkt hinter dem kontraktilen Element angebracht ist. Sie wird als die serienelastische (SE) Komponente bezeichnet. Die andere elastische Komponente soll parallel zum kontraktilen Element laufen und wird die parallelelastische (PE) Komponente genannt. Bei Zusammenfassung dieser drei Komponenten zu einem stark vereinfachten Muskelmodell ergeben sich zwei Möglichkeiten. Einmal könnte PE parallel zu CE und SE verlaufen (Maxwell-Modell). Andererseits könnte PE nur parallel zu CE verlaufen und wie dieses mit SE in Serie geschaltet sein (Voigt-Modell). Beim Maxwell-Modell würde vor Verkürzung von CE sowohl PE als auch SE durch die Vorbelastung beansprucht, während beim Voigt-Modell die Vorbelastung des Muskels auf SE ruht (Abb. 4). Die Muskelverkürzung läuft an diesen Denkmodel-

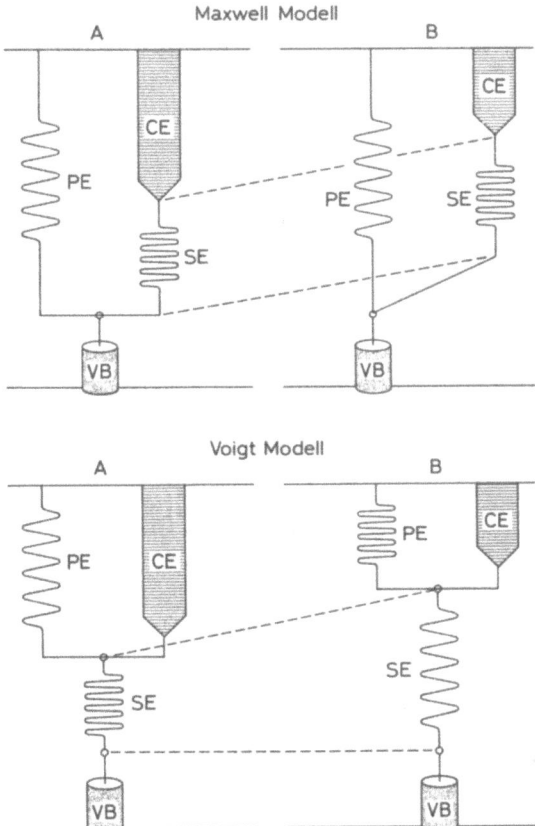

Abb. 4. Die Hillschen Denkmodelle zur Verdeutlichung der unterschiedlichen myokardialen Vorbelastung (VB) am Beginn der isovolumetrischen Systolenphase B. A stellt die späte Diastole des Herzmuskels dar. Beim Maxwell-Modell ruht während B die gesamte VB auf den parallelelastischen Elementen (PE). Beim Voigt-Modell ruht die VB während B auf den in Serie mit den kontraktilen Elementen (CE) geschalteten elastischen Elementen (SE)

len in zwei Phasen ab. Zunächst verkürzt sich CE, ohne die Gesamtlänge des Muskels zu verändern. Beim Maxwell-Modell wird SE dadurch mitgezogen, so daß die Vorbelastung ausschließlich auf PE ruht, wenn die Verkürzung der Gesamtmuskulatur beginnt. Beim Voigt-Modell jedoch liegt die Vorbelastung auf SE, da PE nur mit dem sich verkürzenden CE parallelgeschaltet ist und nicht bis zu SE heranreicht. Neben diesen beiden Modellen könnte der Herzmuskel funktionell auch nur aus den beiden Komponenten CE und SE bestehen. Wie schon erläutert, kann die kardiale Kontraktionskraft nur dann mit Hilfe der Verkürzungsgeschwindigkeit des Muskels beurteilt werden, wenn die Vorbelastung des Herzens konstant gehalten oder theoretisch am besten ganz beseitigt würde, da durch die Vorbelastung des Herzens nach dem Starling-Gesetz die Verkürzungsgeschwindigkeit linear proportional beeinflußt wird.

Auch die Nachbelastung des Herzens wirkt sich auf die Verkürzungsgeschwindigkeit des Herzmuskels aus. Sie stellt sich als Widerstand gegen den Blutauswurf aus dem Herzen während dessen Kontraktion dar, angefangen von den Semilunarklappen, die es zu öffnen gilt, der Viskosität des Blutes, der Elastizität der Gefäßwände und der Reibungsenergie an ihnen, bis hin zum Flüssigkeitssäulendruck der sich in der Peripherie zunehmend verschmälernden Gefäße.

Am isoliert aufgehängten Muskel vom Herzen, an dem Gewichte, die auf gleich weit entfernter Unterlage ruhen, angebracht sind, konnte festgestellt werden, daß die Verkürzungsgeschwindigkeit mit zunehmenden Gewichten abnahm. Die Nachbelastung des Muskels (afterload), die bei dieser Versuchsanordnung unter konstanter Vorbelastung der Wandspannung des Muskels (T) fast entspricht, steht in umgekehrt proportionalem Verhältnis zur Verkürzungsgeschwindigkeit des Herzmuskels.

Wenn eine bestimmte Last durch zunehmende Gewichte überschritten wurde, konnte sich der Muskel nicht mehr verkürzen. Diese Gegenkraft gegen die Herzmuskelverkürzung wird als P_0 bezeichnet. Mit abnehmenden Gewichten nimmt die Verkürzungsgeschwindigkeit der kontraktilen Elemente (V_{CE}) eher exponentiell als linear zu. Die theoretisch mögliche, maximale Verkürzungsgeschwindigkeit (V_{max}) würde dann erreicht, wenn der Muskel von jeglicher Belastung einschließlich seiner Ruhespannung befreit würde. Wenn die Herzmuskeln durch Entfernung der Gewichtsunterlagen stär-

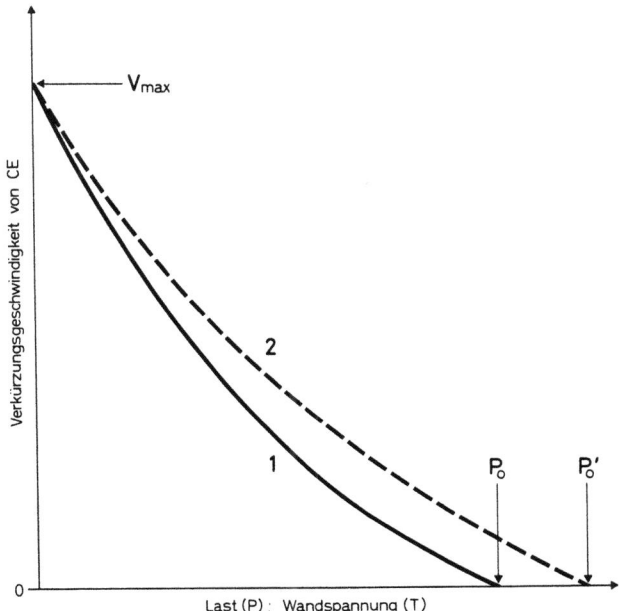

Abb. 5. Beziehungen (1) zwischen der Last (P), gegen die sich der Herzmuskel verkürzen muß und seiner Verkürzungsgeschwindigkeit. Mit zunehmender P, die eine proportionale Zunahme der myokardialen Wandspannung (T) mit sich bringt, wird die Verkürzungsgeschwindigkeit der kontraktilen Elemente (CE) geringer. Bei einer bestimmten Last P_0 kann sich der Muskel nicht mehr verkürzen, während er bei völlig fehlender Last ohne Eigengewicht seine maximale Verkürzungsgeschwindigkeit (V_{max}) erreichen würde. Die gestrichelte Linie (2) zeigt die Verhältnisse bei vermehrter Vorbelastung oder Dehnung des Muskels (s. Text)

ker gedehnt werden, wenn also der preload ansteigt, werden wesentlich schwerere Gewichte gebraucht, um P_0 zu erreichen, und bei gleich schweren Gewichten höhere Verkürzungsgeschwindigkeiten (V_{CE}) erreicht als bei weniger weit entfernten Unterlagen. V_{max} jedoch bleibt von der Vorbelastung unbeeinflußt (Abb. 5).
Aus diesen Ergebnissen geht hervor, daß die Kontraktionskraft des Herzens nur dann mit seiner Verkürzungsgeschwin-

digkeit gleichgesetzt werden kann, wenn pre- und afterload konstant gehalten oder im Idealfalle ganz beseitigt würden. Das trifft in vivo am ehesten für die isovolumetrischen Phasen zu. Hier ruft die Verkürzung von CE eine äquivalente Verlängerung von SE pro Zeiteinheit hervor. Mit der Dehnung von SE steigt die Herzmuskelwandspannung (T) linear an. Da somit die Wandspannungsanstiegsgeschwindigkeit (dT/dt) direkt und die Wandspannung selbst (T) umgekehrt proportional zu V_{CE} ist, lag es nahe, V_{CE} mit dem Quotienten $\frac{dT/dt}{kT}$ zu erfassen. Die empirisch festgehaltene Dehnbarkeit der elastischen Komponenten des Herzmuskels pro Muskellänge stellt dabei k dar. In der isovolumetrischen Phase entspricht die myokardiale Wandspannung dem intrakardialen Druck (P) nach dem Laplace-Gesetz. Damit ließ sich der erste direkt meßbare Parameter zur Beurteilung des myokardialen V_{CE} in vivo anwenden. Die Messungen der Druckanstiegsgeschwindigkeiten (dP/dt) ergaben nach Segelklappenschluß einen relativ steilen Anstieg zu einem Maximum (max dP/dt). Der nachfolgende Abfall der Druckgeschwindigkeiten beginnt noch vor Öffnung der Semilunarklappen. Bei Berechnung des Quotienten dP/dt zu gleichzeitig bestehendem Druck P ließ sich ein Maximalwert ermitteln, der zeitlich etwas vor max dP/dt lag und als V_{pm} (peak measured velocity) bezeichnet wird.

Wie bei den direkten Messungen von V_{CE} am isoliert aufgehängten Papillarmuskel, an dem unterschiedliche Lasten hingen, so konnte auch bei dem mit Hilfe von P errechneten V_{CE} eine umgekehrt proportionale Beziehung mit dem intrakardialen P festgestellt werden. Mit zunehmendem P fiel V_{CE} zwischen dem Zeitpunkt von V_{pm} und dem der Semilunarklappenöffnung linear ab. Durch Extrapolieren gegen einen nicht bestehenden intrakardialen Druck läßt sich das V_{max} hierzu bestimmen.

Die V_{CE}-Werte, die zeitlich vor V_{pm} liegen, gehören anscheinend zur Umformungszeit der Herzmuskulatur, in der noch keine optimale Verkürzungsgeschwindigkeit erreicht ist. Sie bleiben deshalb bei der Bestimmung von V_{max} durch Extrapolieren unberücksichtigt (Abb. 6).

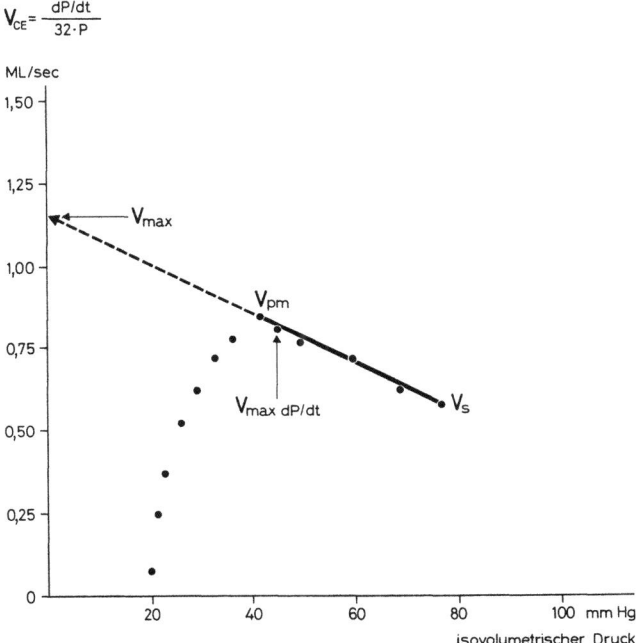

Abb. 6. Beziehungen des isovolumetrischen Druckes, d. h. des Druckes während der isovolumetrischen Systolenphase, zur Verkürzungsgeschwindigkeit der kontraktilen Elemente (V_{CE}) nach der Näherungsformel von Druckanstiegsgeschwindigkeit (dP/dt) zu dem Produkt aus gleichzeitig entwickeltem Druck (s. Abszisse) und elastischer Dehnbarkeit des Myokards. ML/sec = Muskellängen pro Sekunde, V_{pm} = Maximalwert des o. a. Quotienten, V_s = Wert bei Öffnung der Semilunarklappen. Werte vor V_{pm} bleiben bei der linearen Extrapolation nach P=0 zur Bestimmung von V_{max} unberücksichtigt (gestrichelte Linie)

Allerdings ergibt sich das Problem, welcher Druck im Nenner des Quotienten adäquat für die Berechnung von V_{CE} ist, da hier zwei Möglichkeiten anhand der oben angeführten Modelle in Betracht kämen. Beim Voigt-Modell oder beim Zwei-Komponenten-Modell müßte der gesamte intrakardiale Druck als Berechnungsgrundlage dienen, da auch die Vorbelastung in den Verkürzungs-Dehnungsmechanismus von CE und SE bei der Kontraktion uneingeschränkt berücksichtigt werden muß. Beim Maxwell-Modell jedoch muß vom gesamten P der enddiastolische Druck abgezogen werden, da die Vorbelastung des Herzens ganz von PE kompensiert wird und der Verkürzungs-Dehnungsmechanismus von CE und SE davon nicht beeinflußt wird.

Als Kontraktilitätsparameter kann auch die Zeit zwischen dem Beginn der isovolumetrischen Phase und max dP/dt benutzt werden. Es wurde gefunden, daß diese „time to peak dP/dt" in umgekehrt proportioanlem Verhältnis zur Kontraktionskraft des Herzens steht und relativ unabhängig von dessen pre- und afterload ist.

Molekulare Kontraktionsbasis

Wie schon bei den anatomischen Grundlagen erwähnt, ergibt sich die Verkürzung der kontraktilen Elemente durch eine Annäherung der beiden Z-Linien jeder Sarkomere. Das Zustandekommen dieser Abstandsverringerung läßt sich am ehesten mit dem sliding filament model erklären. Dabei sollen die Actinfilamente, die an den jeweils entgegengesetzten Z-Linien inserieren, entlang den Myosinfilamenten aufeinander zugleiten. Diese Gleitbewegungen sollen durch ein Zusammenspiel von Actin, dem darauf befindlichen Troponin-Tropomyosin-Komplex und den Kreuzbrücken der Myosinfilamente bewirkt werden. Der Mg^{++} enthaltende Tropomyosinanteil des Komplexes hemmt während der Erschlaffungsphase des Herzmuskels in großem Ausmaß die energieliefernden Spaltungs- und Freisetzungsprozesse von ATP zu ADP und anorganischem Phosphat in den Kreuzbrücken des schweren Meromyosins, die die Mg^{++} abhängige Actomyosin-ATPase enthalten. Diese Blockierung wird beseitigt, wenn bestimmte Bezirke des Troponinteils im Komplex freie Ca^{++} während der Herzerregung aufnehmen und damit die Aktivität des Mg^{++}-Tropomyosinteils unterbinden. Die Myosinkreuzbrücken könnten dann mit dem das ATP enthaltenden Actinteil in enge Verbindung treten und ATP könnte zur

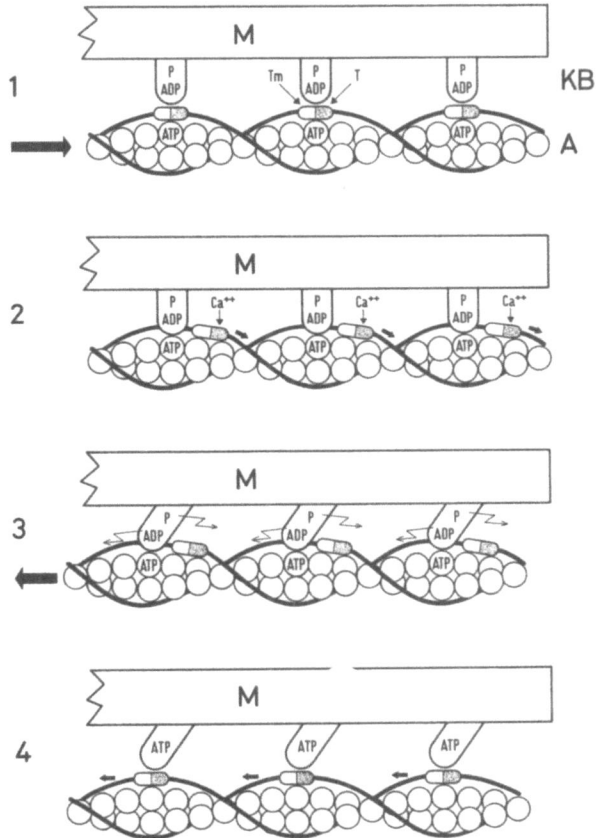

Abb. 7. Denkmodelle, welche das Aneinander-Vorbeigleiten von Actin (A) und Myosin (M) veranschaulichen sollen. 1. Ruhestellung in der Diastole, Tropomyosin (Tm) mit Magnesiumionen dominiert über Troponin (T). 2. Freie intrazelluläre Calciumionen (Ca^{++}) aktivieren einen spezifischen Teil von T. Dadurch Freigabe des Kontaktes von A mit den Kreuzbrücken (KB) von M. Erste Verkürzungsphase vor Erreichen von V_{pm} (s. Abb. 6). 3. Vorrücken von A mit KB. Dehnung des serienelastischen Elements durch das kontraktile Element. Austritt von Adenosindiphosphat (ADP) und anorganischem Phosphat (P) aus den KB mit nachfolgendem Eintritt von Adenosintriphosphat (ATP). 4. Vorrücken von Tm-T nach Abgabe von Ca^{++} aus T am Ende der auxotonischen Systolenphase

Energielieferung des nächsten Kontraktionsablaufes in die Kreuzbrücken gelangen (Abb. 7).

Die entwickelte isometrische Spannung ist bei einer Ruhelänge der Sarkomeren zwischen 1,9 und 2,2 μ maximal, da hier die Überlappung der Actin- und der Myosinfilamente als optimal erscheint. Bei einer Sarkomerenlänge von 1,65 μ stoßen die Myosinfilamente an die Z-Linien, so daß eine weitere Verkürzung nicht möglich ist. Bei 3,65 μ sind die Actinfilamente so weit auseinandergezogen, daß sie keinen Kontakt mehr mit den Myosinfilamenten besitzen. Eine Verkürzung ist dann ebenfalls unmöglich.

Funktionell könnten die Sarkomeren also nicht nur CE mit aktiver Verkürzung auf das optimale Minimum und aktiver Erschlaffung auf das optimale Maximum ihrer Länge sein, sondern sie könnten auch als elastische Elemente eine Rolle spielen, die sich während der Erschlaffung weiter passiv dehnen oder sich durch die Verkürzung benachbarter Muskelgruppen passiv verlängern ließen.

Bei den physiologischen Überlegungen zur myokardialen Dynamik sei noch folgendes zu bedenken gegeben. Die Reizleitung vom Sinusknoten über die Vorhöfe zum Hisschen Bündel und zum Purkinje-System benötigt eine gewisse Zeit. Über die Glanzstreifen erfaßt dann die Erregung die Herzmuskelabschnitte in Abhängigkeit von ihrer Lage. Zunächst wird der große Papillarmuskel in der Vorderwand der rechten Herzkammer erregt. Von hier aus verbreitet sich die Erregung nach einem bestimmten Plan. Untersuchungen an operativ freigelegten Herzen ließen erkennen, daß sich die Kontraktionen im rechten und im linken Ventrikel wechselseitig beeinflussen und von den Segelklappen über die Herzspitze zu den Semilunarklappen ablaufen. Bei den Kontraktionen der Muskeln in den Einflußbahnen werden die mehr in den Ausflußbahnen der Herzkammern sitzenden Konstriktorfasern zunächst als funktionell elastische Elemente gedehnt. Sie unterstützen den Blutauswurf in die Gefäße durch ihre nachträgliche Kontraktion, anstatt ihn durch eine gleichzeitige Kontraktion mit den Muskelschichten der Einflußbahnen zu behindern.

Elektrolyttransport

Die Erregung zur Herzmuskelverkürzung kommt mit Hilfe von Elektrolytverschiebungen an den Muskelfaserzellmembranen zustande. An der unerregten Herzmuskelzelle besteht ein Membranpotential (Ruhepotential) von etwa -90 mV, d. h. das Zellinnere ist gegenüber dem extrazellulären Flüssigkeitsraum negativ geladen. Dafür ist die unterschiedliche Verteilung der Kationen Na^+ und K^+ im Zellinneren gegenüber dem Zelläußeren verantwortlich, denn die intrazelluläre Na^+-Konzentration ist 5 – 10fach niedriger als im Extrazellularraum. während die K^+-Konzentration in der Zelle 30fach über der außerhalb der Zelle liegt. Da die Gesamtkonzentration von Na^+ die von K^+ bei weitem überwiegt, kommt es zu einem negativen Ruhepotential innerhalb der Herzmuskelzellen.

Wenn die Muskelzellmembran einen passiven Transport der frei beweglichen Ionen zuließe, so müßte sich schon in Ruhe ein Kationentransport in die Zelle hinein ergeben. Ein aktiver Kationentransport hält jedoch das negative Ruhepotential im Zellinneren aufrecht. Die dafür benötigte Energie wird aus der Spaltung von ATP mit Hilfe einer Mg^{++}-abhängigen, in der myokardialen Zellmembran lokalisierten, durch Na^+ und K^+ aktivierten ATPase, der Transport-ATPase, gewonnen.

Vor Beginn der Erregung, in der sogenannten diastolischen Relaxationsphase, wird das von Troponin freigewordene Ca^{++} entweder frei gebunden oder als Phosphat, das aus der Spaltung von ATP durch die Transport-ATPase stammt, in den Vesikeln des sarkoplasmatischen Retikulums, in den Desmosomen der Glanzstreifen und in den Mitochondrien abgelagert sowie in die intermediären Bläschen des extrazellulären T-Systems zurückgepumpt. Wenn der Spiegel der frei verfügbaren intrazellulären Ca^{++} unter einen Grenzwert (5×10^{-7} Mol) absinkt, wird die systolische Depolarisationsphase eingeleitet. Dabei kommt es durch ein abruptes Einwandern von extrazellulären Na^+ in die Herzmuskelzelle hinein zu einem steilen intrazellulären Potentialanstieg von ca. -90 mV auf ca. $+20$ mV. Dies geschieht allerdings nur unter der Voraussetzung, daß genügend extrazelluläre Ca^{++}

vorhanden sind, die schon bei einem Absinken des Ruhepotentials auf -50 mV über die Zellmembran hinweg permeieren und dabei möglicherweise zunehmend die Transport-ATPase inaktivieren. Außerdem werden die extrazellulären Ca^{++} als verantwortlich für ein Freiwerden der intrazellulär gebundenen Ca^{++} angesehen. Nach der systolischen Depolarisation kommt es zu einer sogenannten systolischen Repolarisation mit einem im Vergleich zu dem rapiden Na^+-influx relativ langsamen K^+-efflux aus der Zelle hinaus. Gleichzeitig erfolgt der Austausch eines Teiles der intrazellulären Na^+ gegen extrazelluläre Ca^{++} mit Hilfe einer angeblich in der Zellmembran lokalisierten Calcium-Pumpe.

Während der nun folgenden diastolischen Repolarisation werden intrazelluläre Na^+ gegen extrazelluläre K^+ mit Hilfe der Transport-ATPase, und zu Beginn dieser Phase auch intrazelluläre Ca^{++} gegen extrazelluläre K^+ ausgetauscht (Abb. 8).

Nach den bisherigen Untersuchungsergebnissen läßt sich verstehen, daß der Erregungs- und der Kontraktionsablauf im Herzmuskel im wesentlichen vom Gehalt an freien Ca^{++} in der Zelle abhängt. Dieser Gehalt wechselt durch einen ständigen Austausch von Calcium innerhalb der intrazellulären Substrukturen. Der intrazelluläre Calciumgehalt setzt sich wahrscheinlich aus drei Fraktionen zusammen. Die Hauptrolle spielt die schnell austauschbare, subsarkolemmal gelegene Calciumfraktion, die 59% des intrazellulären Calciumgehalts ausmachen soll. Davon wird eine langsam austauschbare (15%) und eine nicht austauschbare, festliegende Calciumfraktion (26%) abgegrenzt. Wie schon erwähnt, ist außerdem der extrazelluläre Spiegel an Ca^{++} für die freie, intrazelluläre Ca^{++}-Fraktion und damit für die Verschiebungsgeschwindigkeit von Ca^{++} zu einem der drei Teile von Troponin für die Kontraktionsauslösung von entscheidender Bedeutung.

Sowohl bei extrazellulärem Na^+-Mangel als auch bei einer Verkürzung des Intervalls zwischen zwei Herzschlägen setzt ein vermehrter Ca^{++}-Influx in die Zelle ein. Das kann mit dem Ausbleiben der vollständigen Elektrolytrückverlagerung während der diastolischen Depolarisation und der diastolischen Repolarisation sowie mit einer Aktivierung der Calci-

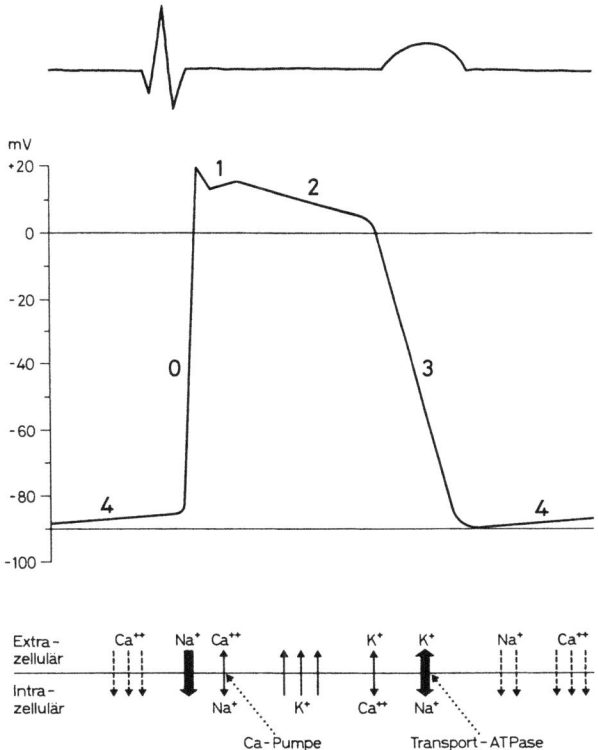

Abb. 8. Diagramm mit zeitlichen Beziehungen von EKG, Membranpotentialveränderungen und transmembranösen Elektrolyttransporten im Herzmuskel. 0 = systolische Depolarisation, 1, 2, 3 = Repolarisationsphasen, 4 = diastolische Depolarisation

umpumpe während der systolischen Repolarisation erklärt werden. wenn die Anflutung von freien Ca^{++} zu groß wird, lassen sie sich vor der systolischen Depolarisation nicht mehr in den intrazellulären Substrukturen binden oder ablagern, da alle Bindungs- oder Ablagerungsplätze besetzt sind. Das hat zur Folge, daß Ca^{++} dauernd an Troponin gebunden bleibt und es zur Kontraktur kommt. Mit einem Anstieg der Herzfrequenz, der etwa durch die körpereigenen Katecholamine verursacht werden kann, setzt also ein vermehrter Ca^{++}-Einstrom in die Zelle mit einer Zunahme der Kontraktionskraft ein (staircase effect). Nach einer längeren Pause, der eine Tachykardie vorausging, ist ebenfalls eine Kontraktionskraftzunahme zu erwarten, da nun mehr Zeit zur Verfügung steht, die vermehrten intrazellulären Ca^{++} in den speziellen, intrazellulären Substrukturen zu binden oder abzulagern und so die schnell austauschbare Ca^{++}-Fraktion zu erhöhen. Ergänzend ist hier noch hinzuzufügen, daß mit Calciumablagerung die Phosphatablagerung durch das extra splitting von ATP mit Hilfe der Transport-ATPase verstanden wird. Davon wird die Ca^{++}-Bindung unterschieden. Diese Bindung von freien Ca^{++} im sarkoplasmatischen Retikulum und in den Mitochondrien gewährleistet ein sehr schnelles Freiwerden von Ca^{++} zu Troponin hin. Es ist relativ unabhängig von äußeren Einflüssen, da es durch das basic splitting von ATP durch die Actomyosin-ATPase zustandekommt. Die durch das extra splitting entlang der Granula in den Vesikeln des sarkoplasmatischen Retikulums präzipitierten Calciumphosphate werden an der inneren Oberfläche dieser Granula und in den Desmosomen der Glanzstreifen wieder dephosphoryliert. Calciumdepots lassen sich nicht nur in den Desmosomen oder in den Vesikeln sowie in den transversalen Ausläufern des sarkoplasmatischen Retikulums nachweisen, sondern auch in den Mitochondrien. Es wird angenommen, daß auch die Mitochondrien im Herzen an den schnell austauschbaren Ca^{++} bei deren Aufnahme an ihre innere Membranoberfläche teilhaben. Daneben spielen aber auch die langsam austauschbaren Ca^{++} durch ihre Aufnahme in der Matrix der Mitochondrien eine bedeutende Rolle. Die Bindung von Ca^{++} an den Membranen der Mitochondrien entspricht der Ca^{++}-Bindung an inneren Oberflächen des sarkoplasmatischen Retikulums. Die mitochondriale Ca^{++}-Bindung wird von einem H^+-Ausstrom aus den Mitochondrien begleitet.

Die Ca^{++}-Aufnahme in der Matrix der Mitochondrien läßt sich mit Hilfe des mitochondrialen Elektronentransportes in der Atmungskette anschaulich machen. Dabei werden H^+ aus der Matrix hinaus- und $H_2PO_4^-$ durch eine Protonenpumpe hereintransportiert. Das erzeugte Membranpotential ist die Treibkraft für den Ca^{++}-Transport in die Matrix. Die Anhäufung der Ca^{++} in der Matrix der Mitochondrien führt wiederum eine Anregung des Elektronentransportes in der Atmungskette herbei, wobei 2 Ca^{++} dieselbe respirationsanregende Wirkung haben wie 1 Molekül ADP.

Der Koronarkreislauf

Physiologische Grundlagen

Nach den Gesetzen der strömenden Materie ist die Perfusion der Koronararterien vom Perfusionsdruckgefälle und vom Widerstand gegen die Perfusion abhängig. Das Druckgefälle kommt durch die Druckdifferenz zwischen der Aortenwurzel, dem physiologischen Ursprung der Koronararterien, und dem rechten Vorhof, der Mündung der Koronarvenen als Sinus coronarius zustande. Der Koronarperfusionsdruck wird wie der in anderen Organgefäßsystemen durch die Kontrolle der Barorezeptoren etwa im Karotissinus oder im Aortenbogen relativ konstant gehalten. Während die Perfusion bei konstantem Gefäßwiderstand gewöhnlich nur noch von der arteriovenösen Druckdifferenz abhängt, muß im Koronargefäßbereich neben dem vasalen auch dem extravasalen Widerstand durch die Myokardaktionen Rechnung getragen werden. Im Gegensatz zu anderen Gefäßsystemen nämlich, wo das Perfusionsmaximum während der Systole erreicht und eine langsame Abnahme der Perfusion während der Diastole beobachtet wird, unabhängig davon, ob es sich um den arteriellen oder den venösen Gefäßbereich handelt, lassen sich in den Koronararterien andere Durchblutungsverhältnisse nachweisen als in den Koronarvenen oder in den Kapillaren bei zeitlich gleichen Phasen der Myokardaktion.
Die Perfusion der Koronararterien etwa ist während der Systole gering, da nur eine geringe Differenz zwischen dem aortalen Perfusionsdruck und dem myokardialen Druck auf die Koronararterien besteht. Die Durchblutung wird hauptsächlich durch die Verringerung des Querschnittes der elastischen Gefäße aufrechterhalten. In der Diastole kommt in den Koronararterien der aortale Perfusionsdruck voll zur Geltung, da während der Erschlaffung der Herzmuskeln die arteriellen Koronargefäßquerschnitte vergrößert werden, wenn der myo-

kardiale Druck auf sie sinkt. Hier spielt die Dehnbarkeit (compliance) des linksventrikulären Myokards eine entscheidende Rolle. Sie wird näherungsweise durch den Quotienten aus dem Volumeneinstrom zu dem gleichzeitig entwickelten Druck während der Diastole ermittelt.

Die subendokardial gelegenen Koronararterien werden von der myokardialen Dynamik wesentlich stärker beeinflußt als die mehr zum Epikard hin gelegenen, da auf sie während der Systole sowohl der intrakardiale Druck einwirkt als auch die vermehrte Spannung der sich gegenüber den äußeren zunehmend verkürzenden inneren Muskelschichten. Wie schon dargelegt, hängt die myokardiale Wandspannung über den systolischen transmuralen Druck sehr wesentlich von der Vor- und der Nachbelastung des Herzens ab. Deshalb ist die linksventrikuläre Herzmuskelinnenschicht bei Zunahme des Kammervolumens oder bei Zunahme des Blutdrucks am ehesten von einer Unterdurchblutung betroffen.

Das myokardiale Kapillargebiet und, noch deutlicher, das Koronarvenengebiet läßt hingegen ein anderes Perfusionsmuster während der Herzaktionsphasen erkennen. In der Systole kann ein starker Abfluß in das rechte Herz festgestellt werden, da dann ein deutliches Druckgefälle zwischen dem Druck der Herzmuskeln auf die Gefäße und dem Druck im rechten Vorhof herrscht.

Außerdem besteht eine zusätzliche Sogwirkung auf das Koronarvenenblut durch die Vergrößerung des rechten Vorhofes, wenn sich die Ventilebene zur Herzspitze hin verschiebt. Im Gegensatz zur arteriellen Koronardurchblutung verringert sich während der Diastole die koronarvenöse Perfusion, da der myokardiale Pumpdruck auf die Gefäße abnimmt und außerdem der Druck im rechten Vorhof durch die auf ihn zuwandernde Ventilebene ansteigt. Das Perfusionsdruckgefälle verringert sich dabei in den Koronarvenen recht deutlich.

Nach dem Öffnen der Segelklappen nimmt der venöse Abfluß in den rechten Vorhof wieder zu, da das dort angesammelte Blutvolumen nun in die rechte Herzkammer gelangen kann.

Die Kontraktion der Vorhofmuskulatur beeinflußt den Abfluß aus dem Sinus coronarius nur unwesentlich, da der Kontraktionsdruck der Vorhofmuskulatur auf die Koronarvenen durch den gleichzeitigen Druckanstieg im rechten Vorhof wieder ausgeglichen wird.

Der Koronargefäßwiderstand

Für den vasalen Koronarwiderstand ist neben der Blutviskosität vor allem die Gefäßlumenweite entscheidend. Änderungen der Gefäßlumenweite bewirken die 20 – 30 μ weiten Arteriolen und die präkapillären Sphinkteren, in denen die glatte Muskulatur gegenüber dem lumennäher gelegenen, elastischen Bindegewebe überwiegt.
Nervale Impulse zur Vasokonstriktion oder -dilatation gehen vom Vasomotorenzentrum aus und gelangen mit Hilfe von cholinergen, parasympathischen Neuronen über das Rückenmark zum sympathischen Ganglion. Die Muskeln der Koronararteriolen werden von sympathischen, postganglionären Nervenfasern innerviert, wobei nur adrenerge (Norepinephrin und Epinephrin als Wirkstoffe) und keine cholinergen (Acetylcholin als Übertragersubstanz) Äste vorkommen.
Schließlich werden die zumindest in der Hypothese brauchbaren α- und β-Rezeptoren als letzte Vermittler zwischen nervalen Impulsen und dem Aktionszustand der Koronargefäßmuskulatur angenommen.
Zum besseren Verständnis sei auf die 1906 von H. H. Dale propagierte und 1948 von R. P. Ahlquist zusammenfassend eingeführte Einteilung in unterschiedlich auf sympathikomimetische und -lytische Stimulation reagierende Zellteile in der Herz- und Gefäßmuskulatur hingewiesen.
Dabei wurde die Gruppe der α-Rezeptoren, die bei ihrer Stimulation eine Kontraktion der Gefäßmuskulatur hervorrufen, von der Gruppe der β-Rezeptoren unterschieden. Untersuchungen von Lands und Mitarbeitern führten 1967 zu einer weiteren Differenzierung, wobei die β_1-Rezeptoren verantwortlich für die positiv chrono- und inotrope Herzstimulation und für die Lipolyse seien, während die β_2-Rezeptoren Gefäß- und Bronchialdilatationen vermitteln sollen.
Als Stimulatoren sind in erster Linie die Nebennierenmarkhormone, die Katecholamine, zu nennen. Noradrenalin wird außerdem im Neuron synthetisiert, in subzellulären Struktu-

ren, den Granula, gespeichert und beim Nervenreiz freigesetzt. Es stimuliert die α-Rezeptoren der Gefäßmuskulatur zur Vasokonstriktion.
Adrenalin (Epinephrin) wird nur im Nebennierenmark gebildet und von dort bei überschwelligen Reizen freigesetzt. Es wird meist als α- und β-Rezeptoren in gleicher Weise stimulierendes Agens angesprochen.
In der Ansicht, daß die Steigerung des Schlagvolumens und der Herzfrequenz durch Adrenalin auf dessen $β_1$-Rezeptorenstimulation beruht, stimmen wohl alle Autoren überein. Die Vasokonstriktion durch α-Rezeptorenstimulation ist offensichtlich dosisabhängig, da bei einer Infusion von 20 μg Adrenalin pro Minute ein Absinken des diastolischen, unblutig gemessenen Brachialarteriendruckes beobachtet wurde. Andrerseits ließ sich bei einer zehnfach höheren Dosierung von 0,2 – 0,3 mg Epinephrin eine Vasokonstriktion im Körperkreislauf verursachen.
Außerdem wurde festgestellt, daß der Koronargefäßwiderstand offensichtlich durch Stoffwechselprodukte entscheidend beeinflußt wird. Hier besitzt vor allem der Adeninnucleotidstoffwechsel im Herzmuskel erhebliche Bedeutung.
Adenosintriphosphat wird, wie schon erwähnt, in der Herzmuskelfaserzelle durch die ATPasen zu ADP und weiter zu AMP dephosphoryliert. Der Abbau von Adenosinmonophosphat kann auf zwei Wegen erfolgen. Entweder wird es zu Inosinmonophosphat desaminiert oder es wird durch das in der Nähe der Zellmembran, des Sarkolemms, befindliche Enzym 5′-Nucleotidase zu dem Nucleosid Adenosin abgebaut. Auch Inosin-5-Monophosphat wird durch die Nucleotidase dephosphoryliert und sein Abbauprodukt, das Nucleosid Inosin kann ebenso wie Adenosin die Zelle verlassen. Adenosin steigert die Koronardurchblutung wesentlich. Es wird angenommen, daß es bei Verlassen der Myokardzelle den Koronargefäßwiderstand unmittelbar senkt. Falls Adenosin intrazellulär verweilen würde, könnte die Adenosinkinase es wieder zu Adenosin-5-Monophosphat synthetisieren oder die ebenfalls intrazelluläre Adenosindesaminase es zu Inosin abbauen. Da Adenosin auch in den Erythrozyten desaminiert werden kann, dürfte es nur während seiner Anwesenheit im Interzellularraum nahe den Koronargefäßen wirken.

Myokardialer Sauerstoffverbrauch

Das Sauerstoffangebot an den intakten Herzmuskel wird mit Hilfe der Koronardurchblutung reguliert. Diese hängt jedoch zum großen Teil vom Aktionszustand des Herzmuskels ab, der für seine Tätigkeit wiederum Sauerstoff benötigt. Folgende Komponenten dieser Tätigkeit spielen beim Sauerstoffverbrauch des Myokards ($M\dot{V}O_2$) eine bedeutende Rolle:
1. Die myokardiale Wandspannung, welche sich aus dem transmuralen Druck, d. h. aus der Differenz zwischen intra- und extrakardialem Druck, aus dem intrakardialen Flüssigkeitsvolumen und aus der Herzmuskelmasse zusammensetzt;
2. Die Herzfrequenz, welche die Anzahl der Herzaktivierungen pro Zeiteinheit und somit die Summe der myokardialen Wandanspannungen pro Minute angibt;
3. Die Kontraktionskraft des Herzmuskels, die bekanntlich mit Hilfe der Kraft-Geschwindigkeitsbeziehungen während der Herzmuskelverkürzung, d. h. mit Hilfe der maximalen Verkürzungsgeschwindigkeit der kontraktilen Elemente bei theoretisch nicht vorhandener Wandspannung (V_{max}), zu charakterisieren versucht wird.

Eine Steigerung dieser drei Komponenten ruft in jedem Falle eine Zunahme des myokardialen Sauerstoffverbrauchs hervor. Die beste Korrelation zeigt der O_2-Verbrauch mit der Zunahme der isovolumetrischen Verkürzungsgeschwindigkeit der kontraktilen Elemente des hämodynamisch unbeeinflußt schlagenden Herzens, wenn die extrazelluläre Ca^{++}-Konzentration angehoben wird.

In einem weiten Konzentrationsbereich des extrazellulären Calciums ist die Zunahme des Sauerstoffverbrauches jedoch prozentual geringer als die Zunahme der Kontraktionskraft. Der Wirkungsgrad des Herzmuskels wird also mit einer Verbesserung der myokardialen Dynamik in physiologischen Bereichen erhöht. Bei höheren extrazellulären Ca^{++}-Konzentrationen nimmt der O_2-Verbrauch gegenüber dem Kontraktilitätsanstieg immer stärker zu. Wahrscheinlich hängt das mit der gleichzeitigen, intrazellulären Zunahme an frei austauschbaren Ca^{++} zusammen. Diese werden im sarkoplasmatischen Retikulum und in den Mitochondrien während der

diastolischen Repolarisationsphase aufgenommen. In den Mitochondrien können die Ca^{++} den Elektronentransport der Atmungsketten so stark anregen, daß es zu einer Entkoppelung der oxidativen Phosophorylierung kommen kann.
Andrerseits geht der myokardiale O_2-Verbrauch auch direkt proportional mit der systolischen Schlag- und Haltearbeit des Herzens einher, die sich in dem myokardialen Wandspannungsanstieg bei zunehmenden Widerstand der nachfolgenden Gefäße gegen den Herzauswurf äußert, d. h. in der Druckentwicklung in den, dem Herzen nachgeordneten Gefäßen während der auxotonischen Systolenphase.
Die Sauerstoff verbrauchende Auswurfsarbeit des Myokards pro Zeiteinheit läßt sich als „Spannungs-Zeit-Integral" durch das Produkt aus der Fläche unter dem erwähnten, systolischen Gefäßdruck und der Herzfrequenz ermitteln. Dieses Produkt wird als „tension time index" bezeichnet.
Zur Vereinfachung der Berechnung dieses „tension time index" (TTI) wurde das Produkt aus mittlerem systolischen Gefäßdruck und aus der Quadratwurzel der Herzfrequenz als Näherungswert für den myokardialen Sauerstoffverbrauch vorgeschlagen. Tierexperimentelle Ergebnisse rechtfertigten diesen Vorschlag, da bei Vervierfachung der Herzfrequenz der $M\dot{V}O_2$ auf das Doppelte anstieg.
Andrerseits wies eine Druckerhöhung in den, dem Herzen nachgeordneten Gefäßen (Aorta und Arteria pulmonalis) während der Systole eine annähernde Proportionalität zu dem zunehmenden, myokardialen Sauerstoffverbrauch auf.
Zur Ergänzung ist noch hinzuzufügen, daß der Ruhestoffwechsel im Myokard eine untergeordnete Rolle beim Sauerstoffverbrauch spielt. Der Ruhe-Sauerstoffverbrauch wird für die Erhaltung der Zellfunktion benötigt, i. e. die Erhaltung der Zellmembraneigenschaften, des intrazellulären Ionenmilieus und einer Reihe biochemischer Prozesse wie etwa der Glykogen- und der Proteinsynthese.

Klinisch-pathophysiologische Gesichtspunkte

Eine Erhöhung des Koronarperfusionsdruckes, die etwa durch eine arterielle Hypertonie oder Stenosierungen im Bereich der Aorta nach Abgang der Koronararterien (Aortenisthmusstenose, supravalvuläre Aortenstenose) verursacht werden kann, veranlaßt eine Zunahme der Koronarperfusion, wenn der vasale und der extravasela Koronarwiderstand unverändert bliebe. Die vermehrte myokardiale Nachbelastung hat jedoch eine erhebliche Zunahme der myokardialen Wandspannung und damit eine Zunahme des Druckes auf die Koronararterien während der Systole zur Folge, während die myokardiale Verkürzungsgeschwindigkeit dadurch abnimmt. Möglicherweise vermindert dies auch den Abfluß aus den Koronarkapillaren und -venen. Außerdem nimmt der myokardiale Sauerstoffverbrauch erheblich zu. Daraus ergibt sich, daß schon bei kurzdauernder Hypertonie im Aortenbereich das Verhältnis des Sauerstoffangebots zum Sauerstoffverbrauch des Myokards ins Negative verschoben wird. Eine lang anhaltende Hypertonie führt schließlich eine Hypertrophie des Herzmuskels herbei und erhöht den Sauerstoffverbrauch noch mehr. Eine Herzmuskelhypertrophie hebt andrerseits die Koronardurchblutung ähnlich einer leichten myokardialen Hypoxämie etwas an, um die vermehrte Muskelmasse mit Sauerstoff zu versorgen.

Diese vasodilatierende Wirkung der myokardialen Hypertrophie und stärker auch der myokardialen Hypoxämie beruht auf einem verstärkten ATP-Abbau, der den myokardialen Adenosingehalt nachweisbar enhebt, wodurch der Koronargefäßwiderstand sich verringert.

Neben einer systemischen oder einer myokardialen Hypoxämie bewirkt auch eine azidotische Stoffwechsellage eine gesteigerte myokardiale Adenosinproduktion mit Koronargefäßdilatation.

Eine Alkalose hinwiederum setzt die Koronardurchblutung deutlich herab, selbst wenn gleichzeitig eine deutliche Hypoxämie bestünde.

Eine Hyperkalzämie ruft eine erhebliche Verminderung der Koronardurchblutung hervor. Dies kann einmal mit dem direkten Einfluß auf den Koronargefäßwiderstand durch Anheben des arteriolären Gefäßmuskeltonus erklärt werden, zum anderen aber auch mit dem Anstieg des extravaskulären Koronarwiderstandes durch Anheben der myokardialen Kontraktionskraft.

Eine Hypokalzämie hingegen läßt die myokardiale Kontraktionskraft absinken und wirkt außerdem verlangsamend auf die Herzschlagfolge, da das Freiwerden der im sarkoplasmatischen Retikulum und in den Mitochondrien gebundenen intrazellulären Ca^{++} zu dem die Herzmuskelkontraktion einleitenden Teil von Troponin von der Konzentration der extrazellulären Ca^{++} abhängt. Daraus ergeben sich geringere systolische Durchflußbehinderungen in den Koronararterien und längere diastolische Abflußzeiten aus den Koronarvenen. Außerdem wird auch der Gefäßmuskeltonus der Koronararteriolen herabgesetzt durch einen Anstieg der myokardialen Adenosinproduktion.

Die anderen Elektrolyte scheinen bis auf K^+ keine nennenswerte Wirkung auf den Koronarkreislauf zu haben. Die Wirkung von K^+ an sich ist jedoch vielseitig und nur im Zusammenhang mit dem Ca^{++}-Transport durch die Membranen und seinen Aktionen im Myokard verständlich. Zusammenfassend kann festgestellt werden, daß eine Hyperkaliämie die Koronardurchblutung gering senkt, während eine Hypokaliämie sie leicht anhebt, trotz ihres eindeutig vasokonstriktorischen Effekts.

Eine Diskrepanz zwischen Sauerstoffangebot und -nachfrage führt jedenfalls innerhalb kurzer Zeit zu einer Hypoxämie der betroffenen Myokardteile, die schnell behoben werden muß, damit sie nicht in eine irreversible Ischämie, in einen Myokardinfarkt übergeht. Als Vorboten des Myokardinfarktes werden heute allgemein die Stenokardien, die pektanginösen Beschwerden, die Angina pectoris-Anfälle angesehen. Oft ist es dabei jedoch sehr schwierig, diese bedrohlichen Symptome gegen die als Herzenge-Gefühle wahrgenommenen Beschwerden anderer Ursache abzugrenzen. Hier sollten neben psychogenen Komponenten vor allem vertebragene Auslösemechanismen im Verlaufe von sogenannten Wirbelsäulenerkrankungen berücksichtigt werden.

Das typische Schmerzbild der Angina pectoris ist ein angsttreibendes Beklemmungsgefühl, das sich individuell recht unterschiedlich äußern kann, jedoch höchstens einige Minuten lang anhält, schlimmstenfalls nach einigen Minuten von Neuem beginnt und wellenförmig weiter abläuft. Stundenlang anhaltende Dauerschmerzen berechtigen zu erheblichen

Zweifeln, ob der Patient an Stenokardien leidet, vorausgesetzt, daß es sich nicht um einen Myokardinfarkt oder eine recht selten beobachtete sogenannte Prinzmetal-Angina handelt. Diese ist durch myokardinfarktgleiche ST-Hebungen und T-en-dôme-Stellungen charakterisiert, die nur während der oft auch stundenlang anhaltenden Anfälle registriert werden können und danach im Gegensatz zum Myokardinfarkt vollständig verschwinden. Als Ursache dieser von körperlichen oder psychischen Belastungen mit Herzfrequenzsteigerungen unabhängig auftretenden Stenokardien ließen sich angiographisch meist Koronarspasmen mit nahezu vollständigem Verschluß eines Gefäßes, meistens der rechten Herzkranzarterie, feststellen. Dieses Gefäß wies dabei meist in der Nähe des Ursprungs aus der Aorta schwere organische Stenosen auf.

Andrerseits kann sich hinter völliger Beschwerdefreiheit oder sehr atypischen Beschwerdebildern eine erhebliche koronare Herzkrankheit verbergen, die sich nur durch eine selektive Koronarangiographie hätte enthüllen lassen. Die angsttreibenden Beengungsgefühle machen sich subjektiv entweder in einer zunehmenden Verengung des Thorax mit drohender Erdrosselung oder in einer zunehmenden Aufblähung des Herzens gegen die behindernde Thoraxwand bemerkbar. Außerdem bestehen erhebliche Schmerzen hinter dem Brustbein, die in den linken Arm ausstrahlen können. Ein Kloßgefühl im Hals gilt ebenfalls als typisch, wird jedoch auch bei psychisch nur leicht Belastbaren ohne Koronarkrankheit oft beobachtet. Das Auftreten der Beschwerden ist zunächst meist eine Folge von Belastungen, die zu einer Herzfrequenzsteigerung führten.

Die Annahme einer koronaren Herzkrankheit läßt sich durch das Vorliegen einer pathologischen Belastungsreaktion im Elektrokardiogramm mit lang anhaltenden Zeichen der Linksschädigung erhärten. Diese Linksschädigung mit deszendierenden ST-Streckensenkungen und präterminal negativen T-Wellen in den Extremitätenableitungen I und II sowie in den Brustwandableitungen $V_4 - V_6$ läuft in den subendokardial gelegenen Muskelschichten des linken Ventrikels ab. Bekanntlich müssen die inneren Muskelschichten schon in Ruhe gegenüber den weiter außen gelegenen eine vermehrte Verkürzungsarbeit verrichten und werden durch den stärker auf ihnen lastenden intramuralen Druck zumindest während der Systole geringer mit Blut versorgt. Bei Zunahme der Anforderungen, die das Herz mit einem Anstieg des Schlagvolumens, der Kontraktionskraft und der Schlagfrequenz zu erfüllen sucht, verursachen vermutlich die durch eine Hypoxie bedingten, myokardialen Asynergien in den subendokardialen Abschnitten die pektanginösen Beschwerden.

Pharmakologische Überlegungen

Die Wirkstoffe

Um den therapeutischen Erfolg von Medikamenten beurteilen zu können, sollten die Angriffspunkte der Substanzen im Myokard und an den Koronargefäßen klar vor Augen treten.
Herzglykoside steigern die myokardiale Kontraktionskraft und senken die Herzfrequenz, so daß der Wirkungsgrad des Herzmuskels angehoben wird. Die mit hoher Affinität erfolgende zeit- und konzentrationsabhängige Bindung der Herzglykoside an einen spezifischen, am Sarkolemm befindlichen Rezeptor verursacht eine Hemmung der ebenfalls an das Sarkolemm gebundenen Transport-ATPase (Abb. 9). Dadurch ist die diastolische Depolarisationsphase, während der ein aktiver Transport von intrazellulären Na^+ gegen extrazelluläre K^+ stattfindet, verlängert und der Austausch von intrazellulären Ca^{++} gegen extrazelluläre K^+ zu Beginn dieser Phase reduziert. Daneben ist auch das extra splitting von ATP durch diese ATPase (s. S. 30) eingeschränkt, so daß nicht genügend PO_4^{--} zur Ablagerung von Calcium im sarkoplasmatischen Retikulum und anderen myokardialen Zellstrukturen zur Verfügung steht. Während der systolischen Depolarisationsphase ist der Transport von Na^+ in die Zelle hinein verringert, jedoch erfolgt ein größerer Austausch von intrazellulären Na^+ gegen extrazelluläre Ca^{++} in der systolischen Repolarisationsphase. Die Anstiegsgeschwindigkeit des Aktionspotentials ist im Reizleitungssystem während der systolischen Depolarisation reduziert und das veränderte Niveau des Ruhemembranpotentials führt zu einer gesteigerten Erregbarkeit der nachgeordneten Zentren im Reizleitungssystem. Digitalisüberdosierungen machen sich damit in einer verzögerten Erregungsleitung und in kardialen Arrhythmien mit ektopischen Reizbildungen bemerkbar. Elektrokardiographisch

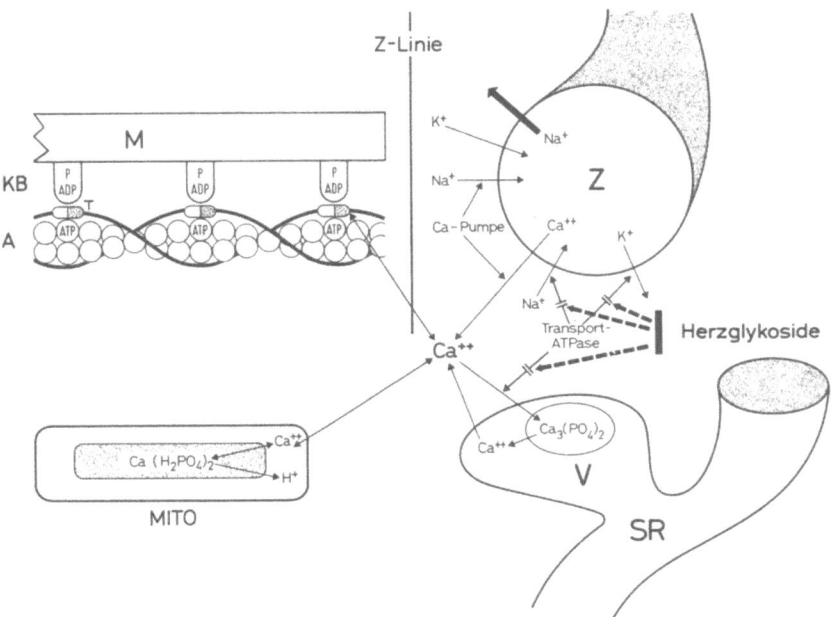

Abb. 9. Vereinfachte Darstellung des transmembranösen Elektrolyttransportes und der intrazellulären Ca^{++}-Bindung in den Mitochondrien (MITO) und in den Vesikeln (V) des sarkoplasmatischen Retikulums (SR) unter der Einwirkung von Herzglykosiden. Z = Z-Tubuli des extrazellulären transversotubulären Systems, M = Myosin, A = Actin, T = Troponin-Tropomyosinkomplex, KB = Kreuzbrücke des Myosins

lassen sich PQ-Intervallverlängerungen und andere AV-Blokkierungen unterschiedlicher Schweregrade, sowie gehäufte ventrikuläre Extrasystolen oft in Form einer Bigeminie oder bedrohlicheren ventrikulären Tachykardien nachweisen. Die Koronardurchblutung verringert sich unter Herzglykosiden unerheblich.

Katecholamine spielen als Wirkstoffe auf das autonome Nervensystem und seine abhängigen Organe eine zentrale Rolle. Noradrenalin (Norepinephrin) hat eine positiv inotrope Herzwirkung, ruft aber durch α-Rezeptorenstimulation eine Verminderung der Koronardurchblutung hervor, und die Herzfrequenz sinkt.

Die β-rezeptorenstimulierende Wirkung von Adrenalin (Epinephrin) läßt sich mit dem staircase effect (s. S. 30) gut umschreiben. Zunächst wirkt es stimulierend auf den Sinusknoten und erhöht die Herzfrequenz. Dadurch setzt ein vermehrter Transport von extrazellulären Ca^{++} in die Zelle ein, und die schnell austauschbare intrazelluläre Ca^{++}-Fraktion nimmt zu, ebenso wie die myokardiale Kontraktionskraft (Abb. 10). In der systolischen Repolarisationsphase greifen die Katecholamine deutlich fördernd in den Austausch von intrazellulären Na^+ gegen extrazelluläre Ca^{++} wahrscheinlich durch Aktivierung der sogenannten Calciumpumpe ein. Schließlich beschleunigen die Katecholamine auch die Dephosphorylierung von Calciumphosphat an der inneren Oberfläche der Granula in den Vesikeln des sarkoplasmatischen Retikulums, in den Desmosomen und an der inneren

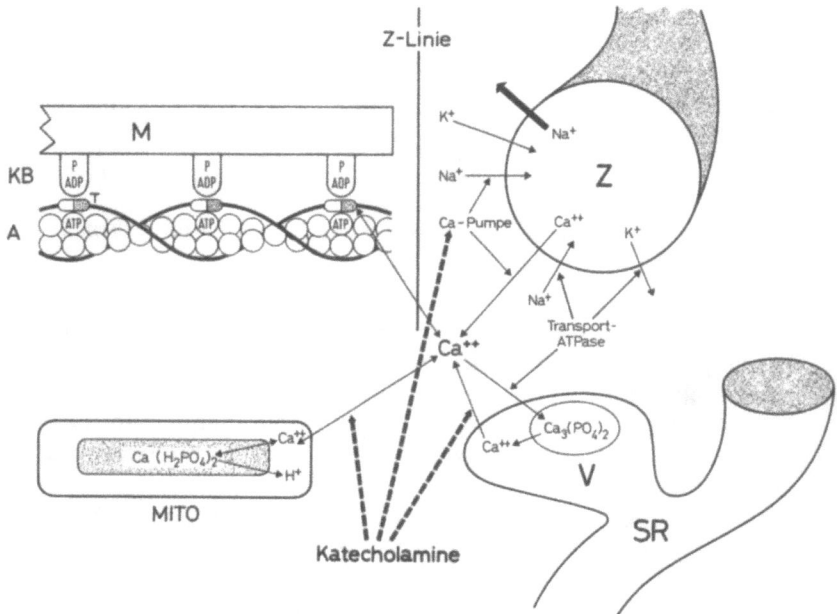

Abb. 10. Einwirkung der Katecholamine auf den transmembranösen Elektrolyttransport im Myokard. Zeichenerklärung s. Abb. 9

Oberfläche der Membranen von Mitochondrien. Sie erhöhen damit die schnell austauschbare Calciumfraktion. Allerdings kann ein zu großes Anfluten von frei verfügbaren Ca^{++} in die Myokardzelle eine Kontraktur auslösen. Andrerseits führt die Gegenwart von zuviel freien Ca^{++} in den Mitochondrien zu Nekrosen in den Herzmuskelzellen.

Weiterhin entsteht sowohl durch die Beschleunigung der Herzschlagfolge als auch durch die Zunahme der Kontraktionskraft ein erheblicher Sauerstoffbedarf. Dieser wird nur teilweise durch die gleichzeitige Zunahme der Koronardurchblutung (β_2-Rezeprotenstimulation) ausgeglichen, da dabei auch präkapilläre Shunts eröffnet werden und dann durch diesen Umgehungskreislauf subendokardiale Ischämien entstehen können. Außerdem wirkt Adrenalin bekanntlich auch leicht stimulierend auf die α-Rezeptoren der Gefäßmuskulatur und ruft dadurch in höheren Konzentrationen eine Vasokonstriktion hervor.

Bei Isoproterenol ist die Methylgruppe des Adrenalins am endständigen Stickstoff durch eine Isopropylgruppe ersetzt. Es hat fast ausschließlich eine β-mimetische Wirkung mit deutlicher Bronchialrelaxation, aber auch mit den bei Adrenalin entstehenden Myokardschäden. Da es bei oraler Gabe durch die Catechol-O-Methyltransferase (COMT) abgebaut wird, findet es hauptsächlich als Dosieraerosol bei Asthma bronchiale seine Anwendung. Vorwiegend in den Bronchien häuft sich jedoch der Metabolit 3-Methoxyisoproterenol an, der die β-mimetische Wirkung der Muttersubstanz verhindert. Im Herzen wird dieser Metabolit des Isoproterenol in niedrigen Konzentrationen gefunden, so daß sich gefährliche, kardiale Zwischenfälle bei überdosierten Inhalationen ereignen können. Außerdem blockiert es über die β-Rezeptoren die Bildung und Freisetzung von Histamin stärker als Adrenalin oder gar Noradrenalin.

Orciprenalin, Terbutalin, Fenoterol und Salbutamol sind weitere Substitutionspräparate der Katecholamine mit zunehmend hoher Affinität zu den β_2-Rezeptoren.

Einmal ist also die Affinität dieser Substanzen zu den speziellen Rezeptoren pharmakologisch bedeutsam. Zum anderen muß dieser Kontakt dann eine Stimulation des speziellen Rezeptors zur Folge haben. Fehlt der Substanz diese sogenannte

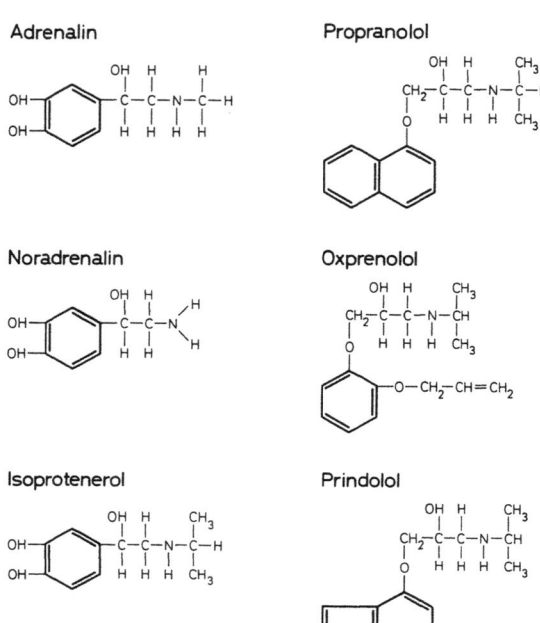

Abb. 11. Formeln der Katecholamine, des β-Sympathomimetikums Isoproterenol und der bekannten β-Sympatholytika Propranolol, Oxprenolol und Prindolol

intrinsic activity trotz hoher Affinität zum Rezeptor, so wird sie zum Rezeptorenblocker.

β-Rezeptorenblocker wurden meist durch die Substitution an den beiden OH-Gruppen des Phenolrings der Katecholamine entwickelt. Die erste klinisch angewandte β-blockierende Substanz war das Propranolol (Abb. 11). Es ist der klassische Blocker aller β-Rezeptoren ohne intrinsic activity. Es hat eine starke membranstabilisierende Wirkung, die es als geeignet zur Lokalanaesthesie und zur Unterdrückung kardialer Arrhythmien erscheinen läßt. Außerdem verhindert es auch die Stimulation des Renin-Angiotensin-Systems durch die Katecholamine und besitzt durch seine hohe Lipophilität einen zentralen Angriffspunkt im Vasomotorenzentrum. Alle Substanzen, die einen stark lipophilen Charakter haben, scheinen zentral wirksam werden zu können, da sie im Gegensatz zu den hydrophilen Verbindungen apolar gebaut sind und dadurch ein hohes Permeabilitätsvermögen für die Blutliquorschranke aufweisen. Präparate, welche nicht in das Zentralnervensystem eindringen, haben trotz ausreichender β-Blokkierung kaum eine blutdrucksenkende Wirkung im Tierexperiment und verringern somit die Nachbelastung (afterload) des Herzens nicht. Die zentrale Wirkung der lipophilen β-Blocker läßt sich noch nicht eindeutig ermitteln, doch ist anzunehmen, daß ein dem Clonidin entsprechender Effekt resultiert. Dabei kommt es durch die Stimulation der zentralen α-Rezeptoren zu einer Aktivitätsabnahme des peripheren Sympathikus mit Bradykardie, Verminderung des Schlagvolumens und Abnahme des peripheren Gesamtwiderstandes. Andererseits verursacht Clonidin bei peripherer Einwirkung eine Vasokonstriktion durch α-Rezeptorenstimulation der Gefäßmuskeln. Die β-Blocker hemmen peripher die β_2-Rezeptoren und erscheinen dadurch indirekt α-mimetisch. Die Annahme, daß die lipophilen β-Blocker auch zentral indirekt α-minetisch wirken, könnte als Erklärung für die periphere Gesamtwiderstandsabnahme nach längerer Applikation dieser Substanzen dienen. Im Unterschied zu Propranolol gibt es heute zahlreiche kardioselektive, vornehmlich die β_1-Rezeptoren blockierende Präparate wie Oxprenolol oder Prindolol. Sie gelten auch als β-Blocker, obwohl sie teilweise eine im Vergleich zu den Katecholaminen schwache intrinsic activity haben.

Die Hemmung oder die Abschwächung der Katecholaminwirkung resultiert im Myokard in einer Abnahme der frei verfügbaren intrazellulären Ca^{++}, wodurch die Kontraktionskraft und die Herzfrequenz reduziert wird. Der Sauerstoffverbrauch verringert sich wesentlich und die Innenschichten der Kammermuskulatur werden durch die sinkende myokardiale Wandspannung während der Systole entlastet. Außerdem führt die Abnahme der Ca^{++} in der Matrix der Mitochondrien zu einer Störung der elektromechanischen Koppelung, zu einer Störung des Elektronentransportes in der Atmungskette und zu einem verminderten Abbau, einer Verwertungsminderung der energiereichen Phosphate.

Calcium-Antagonisten sind Präparate, die vor allem den fördernden Einfluß der Katecholamine auf den intrazellulären Transport frei verfügbarer Ca^{++} blockieren. Sie sind darin den β-Blockern sehr ähnlich. Als Präparate sind vor allem das Verapamil und das Prenylamin anzuführen.

In der systolischen Repolarisationsphase verhindern sie den Austausch von intrazellulären Na^+ gegen extrazelluläre Ca^{++} mit Hilfe der Calciumpumpe, ohne das Na^+/K^+-Ruhepotential zu beeinträchtigen. Überdies blockieren sie die katecholaminstimulierte Dephosphorylierung der an der inneren Oberfläche der membrannahen Granula in den sarkoplasmatischen Vesikeln und in den Desmosomen sowie an der inneren Membranoberfläche der Mitochondrien präzipierten Calciumphosphate. Über autoregulatorische Mechanismen führen diese Präparate eine Verlängerung der Diastole zur Freistellung von genügend Ca^{++} für die nächste Kontraktion herbei und verursachen dadurch eine Zunahme der Koronardurchblutung. Wie die β-Blocker wirken sie daher negativ chrono- und inotrop, sowie auch negativ dromotrop, da sie wahrscheinlich durch eine Verringerung der Anstiegssteilheit des Aktionspotentials zu Beginn der systolischen Depolarisationsphase zu einer Verlängerung der atrioventrikulären Reizleitung führen.

Nitroverbindungen wirken offensichtlich in erster Linie durch eine Vasodilatation im postkapillären Bereich des Körperkreislaufs. Dadurch entsteht ein vermindertes Volumenangebot an das Herz und das Schlagvolumen sinkt. Das Herzminutenvolumen ändert sich jedoch kaum infolge einer Steigerung der Herzfrequenz. Auch der diastolische Aortendruck und damit der koronare Perfusionsdruck wird kaum vermindert, während der systolische Ventrikeldruck stark absinkt. Durch die Abnahme der kardialen Vorbelastung (preload) und des systolischen Druckes verringert sich die systolische Wandspannung des Myokards mit Entlastung vor allem der linksventrikulären Innenschichten. Außerdem kommt es unter Nitroverbindungen zu einer alveolären Hyperventilation und -perfusion infolge einer Erschlaffung der Bronchialmuskulatur und in deren Gefolge zu einer deutlichen Senkung des Lungenarteriendruckes. Das Sauerstoffangebot an

das Herz wird also erhöht, während der Sauerstoffverbrauch geringer wird.
Koronardilatatoren stimulieren noch nicht ganz zu überblickende Adeninnucleotid-Enzym-Aktivitäten, welche offenbar das Myokard und den Koronarkreislauf unmittelbar zu beeinflussen vermögen. Hier spielt das zyklische 3'5'-Adenosinmonophosphat (cAMP) eine bedeutende Rolle.
Nach neueren elektronenmikroskopischen Untersuchungen bestehen die Zellmembranen einschließlich des Sarkolemms aus einheitlichen Strukturen (unit membrane model). Die Grundstruktur besteht aus einer Doppelschicht von Glyko- und Phospholipiden, deren polar hydrophile Gruppen nach außen und die apolar hydrophoben nach innen zeigen. Auf beiden Seiten ist diese Doppellamelle (Sandwich-Struktur) mit Eiweißkörpern besetzt. Dazwischen bestehen Poren, die nur für sehr kleine Moleküle durchgängig sind. Bei Untersuchungen der Wirkungen von Katecholaminen und des Pankreashormons Glukagon waren Rall und Sutherland auf das sehr stabile cAMP gestoßen. Es entsteht aus ATP unter Abspaltung eines Pyrophosphates mit Hilfe eines an die Innenseite der Zellmembran gebundenen Enzyms, der Adenylcyclase, die durch den Kontakt von Glukagon oder der Katecholamine mit einem spezifischen Rezeptor an der Membranaußenseite aktiviert wird. Das cAMP steuert dann innerhalb der Zelle als zweiter Sendbote (second messenger) die Aktivität von Enzymen der Lipolyse und der Glykogenolyse einschließlich des Pentose-Phosphat-Zyklus beim Glucoseabbau. Über den Pentosephosphatabbau reguliert es die de-novo-Synthese der Adeninnucleotide und trägt entscheidend zur Zunahme von Adenosintriphosphat im Myokard bei (Abb. 12).
Außerdem regt es die an das Sarkolemm gebundene Transport-ATPase an. Das führt zu einem geringeren Austausch von intrazellulären Na^+ gegen extrazelluläre Ca^{++} mit Hilfe der Calciumpumpe. Offenbar wird auch die Calciumbindung im Herz- und im Gefäßmuskel angeregt. Die Spaltung von cAMP zu Adenosin-5'-Monophosphat erfolgt durch eine relativ spezifische Phosphodiesterase. Dieses wird vor Überschreiten des Sarkolemms zu Adenosin mit Hilfe der 5'-Nucleotidase abgebaut.

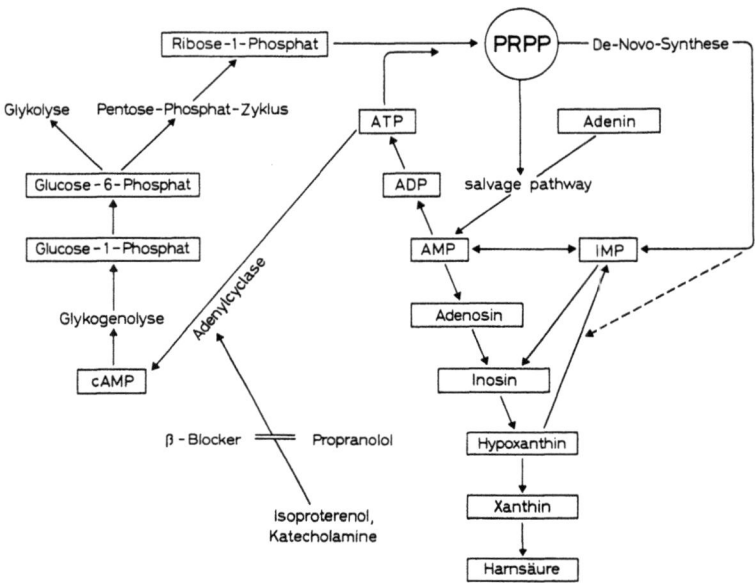

Abb. 12. Vereinfachtes Schema der Adeninnucleotidsynthese und des -abbaus. Einwirkung der Katecholamine und deren Hemmung. Ergänzend sei hinzugefügt, daß das zyklische 3′,5′-Adenosinmonophosphat (cAMP) mit Hilfe der Phosphodiesterase zu 5′-Adenosinmonophosphat (AMP) abgebaut wird. PRPP = Phosphoribosylpyrophosphat, IMP = Inosinmonophosphat, ADP = Adenosindiphosphat, ATP = Adenosintriphosphat

Dipyridamol ist ein den vasalen Koronarwiderstand deutlich reduzierendes Präparat. Auch im Körperkreislauf ist es ein potenter Vasodilatator. Seine Wirkung entfaltet es durch die Hemmung der Wiederaufnahme von Adenosin aus dem Interzellularraum in die Zelle, wo es mit Hilfe der Adenosindesaminase zu Inosin abgebaut würde. Sowohl in der Herzmuskelzelle als auch in den Erythrozyten ist dieses membrangebundene Enzym vorhanden, welches durch die Regulierung des Adenosingehaltes im Gewebe entscheidende Bedeutung auf dessen Durchblutung gewinnt, da das Abbauprodukt Inosin nicht vasodilatatorisch wirkt. Im Gegensatz zu einer Hypoxämie oder einer Ischämie, die mit Hilfe eines stark erhöhten Adeninnucleotidabbaus den Adenosingehalt im betroffenen Gewebe heraufsetzt, ändert sich der Adeninnucleotidgehalt nach Einwirken von Dipyridamol nicht, da der Adenosingehalt nicht durch dessen vermehrte Produktion, sondern durch seinen verminderten Abbau im Interzellularraum eines Gewebes, etwa des Myokards heraufgesetzt wird. Der Wirkungsmechanismus des Adenosins bedarf noch der eigentlichen Aufklärung. Als Möglichkeiten bieten sich Stimulierungen der β_2-Rezeptoren oder des Adenylcyclase-Systems, aber auch eine Sympathikolyse mit verminderter Tonisierung der Gefäßmuskulatur durch einen eingeschränkten Gehalt an freien Ca^{++} an. Da Adenosin außerdem nachweislich die Thrombozytenaggregation herabsetzt, hemmt es vielleicht neben den plättchenaggregierenden auch die vasokonstriktorischen Einflüsse von 5-Hydroxytryptamin (Serotonin) oder von sogenanntem intrinsic Adenosindiphosphat. Schließlich ist nicht bekannt, bis zu welchem Grade das zyklische 3',5'-Adenosinmonophosphat direkt an der Vasodilatation beteiligt ist.

Carbocromen etwa soll selektiv vasodilatierend im Koronarbereich wirken, da der Blutdruck und die periphere Durchblutung unbeeinflußt blieben. Nachgewiesenermaßen blockiert dieses Präparat fast ausschließlich den Abbau des cAMP durch die spezifische Phosphodiesterase, so daß eine lineare Proportionalität zwischen dem Gehalt an zyklischem AMP und dem Ausmaß einer Koronardilatation zu bestehen scheint.

Zum Abschluß sei noch auf die in jüngster Zeit zunehmendes Interesse gewinnenden Prostaglandine eingegangen. Es handelt sich um Moleküle, die aus 20 Kohlenstoffatomen bestehen, vom Gewebe nicht etwa wie Hormone gespeichert werden, sondern von vielen Zelltypen als Antwort auf gewisse Stimuli in Nanogramm-Mengen synthetiziert werden (Abb. 13). Sie wurden zuerst in der Samenflüssigkeit gefunden, ließen sich aber auch in vielen anderen Organen (Lunge, Thymus, Zentralnervensystem, Nieren, Magendarmkanal, Milz, innersekretorische Organe etc.) nachweisen. Vierzehn verschiedene Prostaglandine sind inzwischen chemisch analysiert worden, wobei Zweifel auftauchten, ob nicht eine Reihe

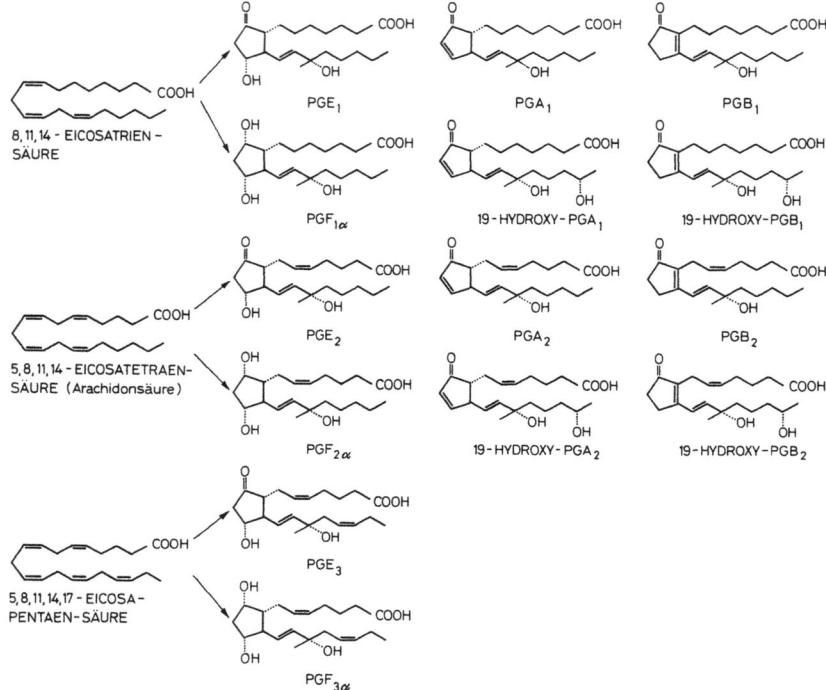

Abb. 13. Formeln von vierzehn, aus menschlichen Geweben isolierten Prostaglandinen (PG) mit ihren Ausgangssubstanzen; langkettigen, ungesättigten Fettsäuren (abgewandelt nach Higgins und Braunwald)

davon erst während der Analyse ihre chemische Struktur änderten. Ihre biologische Wirksamkeit geht schon bei einer einzigen Lungenpassage verloren, so daß die physiologische Rolle der Prostaglandine, ähnlich der von Adenosin, lokal begrenzt erscheint. Ebenso wie ihr ubiquitäres Vorkommen sind auch ihre Wirkungen vielfältig.

Prostaglandin E_1 regt am Herzen das Adenylcyclase-System einschließlich des zyklischen AMP und der Na^+/K^+-Transport-ATPase an und leitet damit eine Dilatation der Koronargefäße ein. Prostaglandin E_2 und Prostaglandin $F_{2\alpha}$ scheinen hinwiederum lokal vasokonstriktorische Eigenschaften zu besitzen, da sie bei Drosselung der Nierendurchblutung zusammen mit Renin dort freigesetzt werden. Außerdem induziert ihre Bildung als Antwort auf Thrombin die Thrombozytenaggregation.

Die Behandlung der koronaren Herzkrankheit

Bei den bisherigen Erläuterungen wurde auf das Wechselspiel zwischen dem myokardialen Sauerstoffverbrauch und dem Sauerstoffangebot an das Myokard unter vielen Bedingungen eingegangen. Allerdings wurde dabei immer ein anatomisch intaktes Gefäßsystem vorausgesetzt, das befähigt ist, den intravasalen Widerstand zu ändern.
Das Einwirken vieler Noxen führt jedoch schließlich zu irreversiblen Veränderungen der Gefäße, die pathoanatomisch als stenosierende Koronarsklerosen aufgefaßt werden können und pathophysiologisch in einer Minderdurchblutung von Myokardbezirken resultieren, aufgrund der Unfähigkeit der entsprechenden Koronararterien, sich gemäß den myokardialen Anforderungen zu erweitern. Klinisch erhielt diese Erkrankung den treffenden Ausdruck koronare Herzkrankheit.
Die Noxen, die laut epidemiologischen Studien zu einer koronaren Herzkrankheit mit der Gefahr einer ischämischen Myokardschädigung führen können, wurden als Risikofaktoren bezeichnet. Zur Vermeidung, aber auch bei der Behandlung dieser Erkrankung sollten deshalb alle Risikofaktoren zunächst beseitigt werden. Neben einem strengen Nikotinverbot, einer kalorien- und fettarmen Diät zur Reduktion des Körpergewichts und der Blutfette, sowie einer kochsalzarmen Diät als Grundlage einer antihypertensiven Therapie ist eine zusätzliche medikamentöse Behandlung diätetisch nicht mehr befriedigend einzustellender Stadien der Risikofaktoren Hypertonie und Hyperlipidämie angezeigt.
Die Hypertonie wird in drei oder unter Einbeziehung der malignen Hypertonie in vier Stadien unterteilt. Normalerweise sollte der unblutig gemessene Brachialarteriendruck nach Riva-Rocci-Korotkow an beiden Armen seitengleich und in Herzhöhe einen Wert von 140/90 mm Hg nicht überschrei-

ten. Werte bis 160/95 mm Hg werden vereinbarungsgemäß in fortgeschrittenem Lebensalter als noch nicht behandlungsbedürftig toleriert, bedürfen aber häufiger Kontrollen. Schweregrad I der Hypertonie besteht definitionsgemäß aus einem Blutdruck über 160/95 mm Hg ohne ersichtliche Organmitbeteiligungen, Schweregrad II beinhaltet einen Bluthochdruck mit linksventrikulärer Herzhypertrophie. Bei der klinischen Untersuchung weist ein hebender, nach unten zum Zwerchfell hin gerichteter Herzspitzenstoß auf diese Veränderung hin. In der Röntgenübersichtsaufnahme der Thoraxorgane läßt sich ebenfalls noch keine Herzverbreiterung ausmachen, doch gibt ein im anteroposterioren Strahlengang kräftig gerundetes, verlängert erscheinendes Herz mit einem Transversaldurchmesser im oberen Normbereich Hinweise auf eine Herzhypertrophie. Elektrokardiographisch findet man meist einen positiven Index nach Sokolow-Lyon. Dabei übersteigt in den Brustwandableitungen nach Wilson die Summe der S-Zacken in V_1 oder V_2 und der R-Zacken in V_5 oder V_6 eine Höhe von 3,5 cm bei der Eichung von 1 cm = 1 mV. Bei Jugendlichen unter 25 Jahren werden allerdings Werte über 3,5 mV bei Berechnung dieses Index ohne Vorliegen einer Hypertrophie gefunden. Bei Schweregrad III begleitet neben Gehirn- und Nierenschädigungen sowie erheblichen Augenhintergrundveränderungen eine Herzdilatation den Bluthochdruck, die zum Teil schon Ausdruck einer Herzinsuffizienz sein kann. Die Herzdilatation läßt sich klinisch durch eine Herzverbreiterung über die linke Medioklavikularlinie hinaus erkennen. Bei der Röntgenuntersuchung der Thoraxorgane ist der Transversaldurchmesser des Herzens größer als es der Norm entspricht, d. h. die größte, horizontale Ausmessung des Herzschattens überschreitet im anteroposterioren Strahlengang die Hälfte des Gesamtthoraxdurchmessers in derselben Höhe. Im Seitenbild ist das sogenannte Kavadreieck verstrichen, d. h. das Dreieck, das zwischen Vena cava inferior, dem Oesophagus und dem Zwerchfell besteht, wird vom normalerweise davor liegenden linken Ventrikel des Herzens zumindest zum Teil ausgefüllt.
Elektrokardiographisch treten nun die Zeichen der Linksschädigung mit deszendierenden Senkungen der ST-Strecken und (präterminal) negativen T-Wellen in den Extremitäten-

ableitungen I und II sowie in den Brustwandableitungen $V_4 - V_6$ hinzu.
Ein besonders rasches Fortschreiten der Hypertonie mit Hochdruckkrisen in Form von Erbrechen, Visusverlust, Krampfanfällen und Atmungsstörungen wird meist bei jüngeren Patienten, die an einer Nierenkrankheit leiden, beobachtet und als maligne Hypertonie bezeichnet.
Neben der kochsalzarmen Diät sollte bei dem Schweregrad I und II zunächst ein Diuretikum zur Anwendung gelangen, wobei sich Chlorothiazide sehr bewährt haben. Im Einzelfall kann einem zu starken Kaliumverlust durch deren Kombination mit Aldosteron-Antagonisten oder Triamteren entgegengewirkt werden. Falls keine Herzinsuffizienz vorliegt, ist eine zusätzliche, hochdosierte Anwendung von β-Blockern, etwa von Propranolol, sehr erfolgversprechend. Bei Vorliegen einer latenten oder einer manifesten Herzinsuffizienz mit Dyspnoe, Orthopnoe, Lebervergrößerung, Halsvenenstauung und Beinödemen sowie Nykturie sollten β-Blocker nur unter Vorsichtsmaßnahmen verabreicht werden. Hier sind die Digitalisglykoside und Strophanthin bis heute die Mittel der Wahl. Außerdem stehen andere Antihypertensiva zur Verfügung. Rauwolfia-Alkaloide hemmen sowohl die Produktion als auch den Rücktransport von Noradrenalin in die Speichergrana der adrenergen, sympathischen Neuronen, so daß es dort zu einer Entspeicherung von Noradrenalin und damit zu einem Blutdruckabfall kommt. Allerdings können die Rauwolfia-Alkaloide eine lang anhaltende Niedergeschlagenheit verursachen. Bei Frauen in der Menopause wird außerdem ein Zusammenhang mit dem Auftreten von einem Mamma-Carcinom vermutet. L-α-Methyldopa wird im autonomen Nervensystem zu α-Methyl-Noradrenalin synthetisiert und als sogenannter falscher Überträgerstoff schwerer als Noradrenalin aus den Speichergrana freigesetzt. Darüber hinaus wirkt α-Methyl-Noradrenalin in der Peripherie nur ein Drittel so stark blutdrucksteigernd wie Noradrenalin. Zentral wirkt α-Methyldopa ähnlich dem Clonidin stimulierend auf die α-Rezeptoren und damit blutdrucksenkend. Doch mit diesem Präparat wird das Auftreten von autoimmunologischen Prozessen mit positivem Coombs-Test, hämolytischen Anämien, Leukopenien, Thrombozytopenien, Leberschädi-

gungen und Lupus erythematodes disseminatus in Zusammenhang gebracht. Dihydralazin führt durch einen Antagonismus zu Hypertensin zu einer Gefäßmuskelerschlaffung. Zentrale Angriffspunkte werden diskutiert. Es erscheint als Antihypertensivum bei Schweregrad II und III in Kombination mit einem Diuretikum und einem β-Blocker sehr empfehlenswert.

Hochdruckkrisen lassen sich erfolgreich mit Guanethidin, das durch Blockierung der Rückspeicherung von Noradrenalin aus dem synaptischen Spalt in das Axoplasma der adrenergen, sympathischen Nervenfaser und durch seine Akkumulation in den Speichergrana unter Verdrängung von Noradrenalin wirkt, behandeln. Auch Clonidin hat sich zur schnellen Senkung, besonders des diastolischen Hochdruckes, bewährt. Vor allem aber gewinnt Diazoxid, ein abgewandeltes Chlorothiazid zunehmend an Bedeutung bei bedrohlichen Hypertonien, indem es anscheinend eine völlige Relaxation der peripheren Gefäßmuskeln bei Zunahme des zyklischen AMP hervorruft. Doch Guanethidin und Diazoxid sollten nur unter stationärer Beobachtung angewandt werden.

Die Behandlung von Hyperlipidämien setzt zunächst eine individuell festzulegende fettmodifizierte, cholesterinarme und kohlenhydratbeschränkte Diät voraus. Eine medikamentöse Therapie mit Clofibrat ist bei allen Hyperlipidämien, die mit einer Hypertriglyceridämie einhergehen, recht erfolgversprechend. Auch eine, die Hypertriglyceridämie begleitende Hypercholesterinämie spricht gut auf eine Clofibratbehandlung an. Bei einer dominierenden Hypercholesterinämie ist eine Kombinationstherapie von Clofibrat mit Nicotinsäure und ihren Derivaten ratsam. In speziellen Fällen der Hypercholesterinämie muß eine zusätzliche Anwendung von Cholestyramin erwogen werden. Die Anwendung von Dextro-Thyroxin zur Senkung des Cholesterinspiegels kann hingegen nur unter sorgfältiger Abwägung der Nebenwirkungen auf ein geschädigtes Myokard empfohlen werden.

Auch der Diabetes mellitus sollte als ein Risikofaktor für die koronare Herzkrankheit angesehen werden. Grundlage seiner Therapie ist eine kohlenhydratarme, glukosefreie Diät. Im fortgeschrittenen Lebensalter der Patienten läßt sich die Hyperglykämie meist mit Sulfonylharnstoffen als Förderern der Insulinfreisetzung und mit Biguaniden als Hemmsubstanzen der Glukagonfreisetzung aus dem Inselorgan, sowie als Stimulatoren der Glykolyse beherrschen. Bei einem ausgeprägten Insulinmangel muß dieses Hormon substituiert werden, um eine Umwandlung von Glukose in Glukose-6-Phosphat durch Aktivierung der leberspezifischen Glukokinase herbeizuführen. Erst dann wird die Permeabilität von Glukose in die Zelle hinein zur Glykogensynthese oder zum Glukoseabbau erreicht.

Bei der eigentlichen Behandlung der koronaren Herzkrankheit ist zu bedenken, daß die Sauerstoffzufuhr sich nur unerheblich mit Medikamenten verbessern läßt, da die durch die Sklerose starr verengten Koronarabschnitte zu Dilatationen nicht mehr befähigt sind. Nach der Gabe von Koronardilatatoren ist zu erwarten, daß lediglich eine Verlagerung des Blutstromes von ischämischen zu nichtischämischen Myokardregionen hervorgerufen bzw. verstärkt wird (coronary steal effect). Nur wenn eine Kollateralversorgung über nicht sklerotisch veränderte Koronargefäße zustande gekommen sein sollte, könnte mit Hilfe der Koronardilatatoren die Durchblutung der anämischen Bezirke über diese Anastomosen gesteigert werden. Durch die Anreicherung von Adenosin soll etwa der Koronardilator Dipyridamol allerdings auch die Plättchenaggregationsfähigkeit einschränken und damit eine Koronarthrombose verhindern.

Die koronare Gefäßchirurgie gilt heute noch immer als die beste Lösung, das Sauerstoffangebot für bedrohte Myokardbezirke zu erhöhen. Dabei werden die koronarangiographisch nachgewiesenen Stenosen mit körpereigenen Gefäßen oder mit Kunststoffprothesen umgangen (coronary bypass). Obwohl die Belastungsfähigkeit der Patienten danach für eine gewisse Zeit zunimmt, steigen die Überlebenschancen kaum. Die Grundkrankheit bleibt bestehen, die Gefäßveränderungen schreiten unbeeinflußt fort.

Trotzdem wird man bei höheren Schweregraden der Koronarkrankheit zu einer chirurgischen Intervention raten, da eine erfolgversprechende operative Beseitigung einer für den bypass geeigneten Stenose das Mortalitätsrisiko von 1% bis zu 5% in fortgeschrittenem Lebensalter (bis zu 65 Jahren) aufzuwiegen scheint.

Eine Verminderung des myokardialen Sauerstoffverbrauches bleibt die andere Möglichkeit, das gestörte Verhältnis von Sauerstoffzufuhr und -bedarf zu beheben. Nitroverbindungen, wie etwa Isosorbiddinitrat oder Nitroglycerin verursachen eine Verringerung der systolischen myokardialen Wandspannung und sind damit sehr hilfreich sowohl bei der chronischen Koronarkrankheit als auch beim akuten Anginapectoris-Anfall, obwohl sie die Herzfrequenz erhöhen. β-Blocker (Propranolol) reduzieren die Herzfrequenz und die myokardiale Wandspannung. Wegen ihrer zusätzlichen antiarrhythmischen Wirkung scheint die Überlebenschance nach einem Myokardinfarkt zu steigen, wenn schon davor eine Behandlung etwa mit Propranolol eingeleitet worden war. Falls keine Herzinsuffizienz vorliegt, erscheint deshalb eine Kombinationstherapie von β-Blockern und Nitroverbindungen bei einer koronaren Herzkrankheit sehr empfehlenswert, da dabei der Sauerstoffverbrauch des Myokards durch eine Verringerung der Vor- und der Nachbelastung des Herzens, sowie durch eine Herabsetzung der Herzfrequenz erheblich eingeschränkt wird. Die wegen der sklerotisch-starren Gefäßwände fast unveränderliche myokardiale Sauerstoffversorgung zeigt sich dann den erhöhten Anforderungen unter psychischer oder körperlicher Belastung eher gewachsen.

Der Einsatz von Calcium-Antagonisten bietet sich speziell bei Tachykardieneigung und latenter Herzinsuffizienz an. Doch auch in diesen selten Fällen ist eine Digitalisierung unbedingt angezeigt. Dann wird der Einsatz von Calcium-Antagonisten oft überflüssig, da die Tachykardie durch die Herzglykoside meist beseitigt wird, während die β-Blockade mit ihrem weiten Wirkungsspektrum oft auch darunter notwendig bleibt.

Literatur

Das Myokard

Der Herzmuskelaufbau

Böhme, W.: Über den aktiven Anteil des Herzens an der Förderung des Venenblutes. Ergebn. Physiol. **38**, 251 (1936).
Gauer, O. H.: Kreislauf des Blutes. In Physiologie Bd. 3, Herz und Kreislauf (Hrsg. O. H. Gauer, K. Kramer, R. Jung). München-Berlin-Wien: Urban und Schwarzenberg 1972.
Robb, J. S., Robb, R. C.: Normal heart. Anatomy and physiology of the structural units. Amer. Heart J. **23**, 455 (1942).
Rushmer, R. E.: Cardiovascular dynamics. Philadelphia: Saunders 1961.

Das Reizleitungssystem

Doerr, W.: Organpathologie, Bd. I, S. 71. Stuttgart: Thieme 1974.
Hoff, E. C., Green, H. D.: Cardiovascular reactions induced by electrical stimulation of the cerebral cortex. Amer. J. Physiol. **117**, 411 (1936).
Mitchell, G. H. G.: The innervation of the heart. Brit. Heart J. **15**, 159 (1953).
Titus, J. L., Daugherty, G. W., Edwards, J. E.: Anatomy of the normal human atrioventricular conduction system. Amer. J. Anat. **113**, 407 (1963).
Truex, R. C.: Anatomy of the spezialized tissues of the heart. In: Cardiac Arrhythmias (Eds. L. S. Dreifus, W. Likoff). New York-London: Grune & Stratton 1973.

Feingewebliche Strukturen

Bennett, H. S.: Structure of the muscle cells. Rev. med. Physics **31**, 349 (1959).
Braunwald, E., Ross, J., jr., Sonnenblick, E. H.: Mechanisms of contraction of the normal and failing heart. Boston: Little Brown & Co. 1967.

Doerr, W.: Organpathologie, Bd. I, S. 3. Stuttgart: Thieme 1974.
Huxley, H. E.: The contractile structure of cardiac and skeletal muscle. Circulation **24**, 328 (1961).
Katz, A. M.: Contractile proteins of the heart. Physiol. Rev. **50**, 63 (1970).
Szent-Györgyi, A. G.: Muscle as a Tissue. New York: McGraw Hill 1968.

Die Herzmechanik

Berne, R. M., Levy, M. N.: Cardiovascular physiology. St. Louis: Mosby 1967.
Böhme, W.: Über den aktiven Anteil des Herzens an der Förderung des Venenblutes. Ergebn. Physiol. **38**, 251 (1936).
Burton, A. C.: Physiology and Biophysics of the Circulation. Chicago: Year book Med. Publ. 1972.
Rein, H., Schneider, M.: Einführung in die Physiologie des Menschen. Berlin-Göttingen-Heidelberg-New York: Springer 1964.
Rushmer, R. E.: Cardiovascular Dynamics. Philadelphia: Saunders 1961.

Die Kontraktionskraft des Herzens

Abbott, B. C., Mommaerts, W. F. H. M.: A study of inotropic mechanisms in the papillary muscle preparation. J. gen. Physiol. **42**, 533 (1959).
Frank, O.: Zur Dynamik des Herzmuskels. Z. Biol. **32**, 370 (1895).
Hill, A. V.: The heat of shortening and the dynamic constants of muscle. Proc. roy. Soc. B **126**, 136 (1938).
Mason, D. T., Braunwald, E., Covell, J. W., Sonnenblick, E. H., Ross, J., jr.: Assessment of cardiac contractility. The relation between the rate of pressure rise and ventricular pressure during isovolumic systole. Circulation **44**, 47 (1971).
Parmley, W. W., Chuck, L., Sonnenblick, E. H.: Relation of V_{max} to different models of cardiac muscle. Circulat. Res. **30**, 34 (1965).
Sonnenblick, E. H.: Implications of muscle mechanics in the heart. Fed. Proc. **21**, 975 (1962).
Starling, E. H.: Linacre lecture in the law of the heart. London: Longmans & Green 1918.
Straub, H.: Zur Dynamik des Herzens. Die Arbeitsweise des Herzens in ihrer Abhängigkeit von Spannung und Länge unter verschiedenen Arbeitsbedingungen. In: Handb. norm. pathol. Physiol., Bd. 7, S. 1. Berlin: Springer 1926.
Veragut, U. P., Krayenbühl, H. P.: Estimation and quantification of myocardial contractility in the closed chest dog. Cardiologia (Basel) **47**, 96 (1965).

Molekulare Kontraktionsbasis

Beeler, G. W., Jr., Reuter, H.: Membrane calcium current in ventricular myocardial fibres. J. Physiol. (Lond.) **207**, 191 (1970).
Ebashi, S., Endo, M.: Calcium ion and muscle contraction. In: Progress in Biophysics and Molecular Biology (J. A. V. Butler, P. Noble, Eds.). New York: Pergamon Press 1968.
Gergely, J.: Some aspects of the role of the sarcoplasmic reticulum and the tropomyosin-troponin system in the control of muscle contraction by calcium ions. Circulat. Res., Suppl. III, **34 – 35**, 74 (1974).
Goody, R. S., Mannherz, H. G.: The molecular basis of contractility, part II. Basic Res. Cardiology **69**, 204 (1974).
Hanson, J., Lowy, J.: Molecular basis of contractility in muscle. Brit. med. Bull. **21**, 264 (1965).
Huxley, A. F., Niedergerke, R.: Structural changes in muscle during contraction. Interference microscopy of living fibres. Nature (Lond.) **173**, 971 (1954).
Huxley, H. E., Hanson, J.,: Changes in the cross striations of muscle during contraction and stretch and their structural interpretation. Nature (Lond.) **173**, 973 (1954).
Pool, P. E., Sonnenblick, E. H.: The mechanochemistry of cardiac muscle. I. The isometric contraction. J. gen. Physiol. **50**, 951 (1967).
Puff., A.: Systemumstellungen der Muskelfasern im Kontraktionsvorgang an der rechten Herzkammer. Zeitlupenstudien bei 1000 B/sec. Verh. Anat. Ges., 55. Versammlung 1958, S. 355. Jena: VEB Gustav Fischer 1959.
Puff, A.: Die Morphologie des Bewegungsablaufes der Herzkammern. Anat. Anz. **108**, 342 (1960).
Reedy, N. K., Holmes, K. C., Tregear, R. C.: Induced changes in orientation of the cross-bridges of glycerinated insect flight muscle. Nature (Lond.) **207**, 1276 (1965).

Elektrolyttransport

Carsten, M. E.: The cardiac calcium pump. Proc. nat. Acad. Sci. (Wash.) **52**, 1456 (1964).
Fleckenstein, A.: Specific inhibitors and promoters of calcium action in the excitation-contraction coupling of heart muscle and their role in the prevention or production of myocardial lesions. In: Calcium and the Heart (Eds. P. Harris, L. H. Opie), New York: Academic Press 1971.
Gergely, J.: Some aspects of the role of the sarcoplasmic reticulum and the tropomyosin-troponin system in the control of muscle contraction by calcium ions. Circulat. Res., Suppl. III, **34 – 35**, 74 (1974).

Gertz, E. W., Hess, M. L., Lain, R. F., Briggs, F. N.: Activity of the vesicular calcium pump in the spontaneously failing heart-lung preparation. Circulat. Res. **20,** 477 (1967).

Harigaya, S., Schwartz, A.: Rate of calcium binding and uptake in normal animal and failing human cardiac muscle. Circulat. Res. **25,** 781 (1969).

Hasselbach, W.: Relaxation and sarcotubular calcium pump. Fed. Proc. **23,** 909 (1964).

Hasselbach, W., Makinose, M.: ATP and active transport. Biochem. biophys. Res. Commun. **7,** 132 (1962).

Koch-Weser, J., Blinks, J. R.: The influence of the interval between beats on myocardial contractility. Pharmacol. Rev. **15,** 601 (1963).

Krebs, R., Klaus, W., Menz, C.: Kompartment-Analyse des Ca-Umsatzes in isolierten Meerschweinchenherzen. Naunyn-Schmiedebergs Arch. Pharmakol. **266,** 377 (1970).

Langer, G. A.: Ion fluxes in cardiac excitation and contraction and their relation to myocardial contractility. Physiol. Rev. **48,** 708 (1968).

Lehninger, A. L.: Ca^{2+}-transport by mitochondria and its possible role in the cardiac contraction-relaxation cycle. Circulat. Res., Suppl. III, **34 – 35,** 83 (1974).

Nayler, W. G.: Calcium exchange in cardiac muscle; a basic mechanism of drug action. Amer. Heart J. **73,** 379 (1967).

Reuter, H., Scholz, H.: Über den Einfluß der extrazellulären Ca-Konzentration auf Membranpotential und Kontraktion isolierter Herzpräparate bei graduierter Depolarisation. Pflügers Arch. ges. Physiol. **300,** 87 (1968).

Schwartz, A.: Calcium and the sarcoplasmic reticulum. In: Calcium and the Heart (Eds. P. Harris, L. H. Opie). New York: Academic Press 1971.

Skou, J. Ch.: The influence of some cations on an adenosine triphosphatase from peripheral nerves. Biochim. biophys. Acta (Amst.) **23,** 394 (1957).

Trautwein, W.: Elektrophysiologie der Herzmuskelfaser. Ergebn. Physiol. **51,** 131 (1961).

Weidmann, S.: Effect of current flow on the membrane potential of cardiac muscle. J. Physiol. (Lond.) **115,** 227 (1951).

Der Koronarkreislauf

Physiologische Grundlagen

Berne, R. M., Rubio, R.: Regulation of coronary blood flow. Advanc. Cardiol. **12,** 303 (1974).

Kenner, Th.: Der Eingangswiderstand der Koronararterien. Arch. Kreisl.-Forsch. **60,** 216 (1969).

Kramer, K., Lochner, W., Wetterer, E.: Methods of measuring blood flow. In: Handb. Physiol., Sect. 2, p. 1277. Washington: American Physiological Society 1963.

Kreuzer, H., Schoeppe, W.: Zur Entstehung der Differenz zwischen systolischem Myokard- und Ventrikeldruck. Pflügers Arch. ges. Physiol. **278**, 199 (1963).

Salisbury, P. F., Cross, C. E., Rieben, P. A.: Acute ischemia of inner layers of ventircular wall. Amer. Heart J. **66**, 650 (1963).

Schütz, E.: Über den Einfluß des intraventrikulären systolischen Druckes auf die Koronardurchblutung. Z. Kreisl.-Forsch. **45**, 708 (1956).

Der Koronargefäßwiderstand

Ahlquist, R. P.: A study of adrenotropic receptors. Amer. J. Physiol. **153**, 586 (1948).

Barcroft, H., Konzett, H.: Action of noradrenaline and adrenaline on human heart rate. Lancet **256**, 147 (1949).

Berne, R. M.: Regulation of coronary blood flow. Physiol. Rev. **44**, 1 (1964).

Dale, H. H.: On some physiological actions of Ergot. J. Physiol. (Lond.) **34**, 163 (1906).

Feigl, E. O.: Sympathetic control of coronary circulation. Circulat. Res. **20**, 262 (1967).

Lands, H. M., Arnold, A., McAuliff, J. P., Ludnena, F. P., Brown, T. G., jr.: Differentiation of receptor systems activated by sympathomimetic amines. Nature (Lond.) **214**, 597 (1967).

Myokardialer Sauerstoffverbrauch

Alella, H.: Koronardurchblutung und Hypoxie. Pflügers Arch. ges. Physiol. **261**, 373 (1955).

Bretschneider, H. J.: Aktuelle Probleme der Koronardurchblutung und des Myokardstoffwechsels. Regensburg. Jb. ärztl. Fortbildung **15**, 1 (1967).

Eberlein, H. J.: Koronardurchblutung und Sauerstoffversorgung des Herzens unter verschiedenen CO_2-Spannungen und Anaesthetika. Arch. Kreisl.-Forsch. **50**, 18 (1966).

Hoffmeister, H. E., Kreuzer, H., Schoeppe, W.: Der Sauerstoffverbrauch des stillstehenden, des leerschlagenden und des flimmernden Herzens. Pflügers Arch. ges. Physiol. **269**, 194 (1959).

Lehninger, A. L.: Ca^{2+}-transport by mitochondria and its possible role in the cardiac contraction-relaxation cycle. Circulat. Res., Suppl. III, **34—35**, 83 (1974).

Sarnoff, S. J., Braunwald, E., Welch, G. H., jr., Case, R. B., Stainsby, W. N., Macruz, R.: Hemodynamic determinants of oxygen consumption of the heart with special reference to the tension-time index. Amer. J. Physiol. **192**, 148 (1958).

Sonnenblick, E. H., Ross, J., jr., Braunwald, E.: Oxygen consumption of the heart. Newer concepts of its multifactorial determination. Amer. J. Cardiol. **22**, 328 (1968).

Klinisch-pathophysiologische Gesichtspunkte

Degenring, F. H., Rubio, R., Berne, R. M.: Adenine nucleotide metabolism during cardiac hypertrophy and ischemia in rats. J. Molec. Cell. Cardiology **7**, 105 (1975).

Degenring, F. H.: The effects of acidosis and alkalosis on coronary flow and cardiac nucleotide metabolism. Basic Res. Cardiology (im Druck).

Haddy, F. J., Scott, J. B., Florio, M. B., Daugherty, R. M., jr., Huizenga, J. N.: Local vascular effects of hypokalemia, alkalosis, hypercalcemia, and hypermagnesemia. Amer. J. Physiol. **204**, 202 (1963).

Kammermeier, H., Rudroff, W.: Funktion und Energiestoffwechsel des isolierten Herzens bei Variationen von pH, P_{CO_2}, und HCO_3. I. Herzfunktion und Coronarfluß. Pflügers Arch. ges. Physiol. **334**, 39 (1972).

Prinzmetal, M., Kenamer, R., Merliss, R., Wada, T., Naci, B.: Angina pectoris. I. A variant form of Angina pectoris. Amer. J. Med. **27**, 375 (1959).

Scott, J. B., Radawski, D.: Role of hyperosmolarity in the genesis of active and reactive hyperemia. Circulat. Res., Suppl. I, **28 – 29**, 26 (1971).

Pharmakologische Überlegungen

Die Wirkstoffe

Auditore, J. V.: Sodium-potassium activated g-strophanthin sensitive ATPase in cardiac muscle. Proc. Soc. exp. Biol (N. Y.) **110**, 595 (1962).

Barcroft, H., Konzett, H.: Action of noradrenaline and adrenaline on human heart rate. Lancet **256**, 147 (1949).

Bonting, S. L., Simon, K. A., Hawkins, N. M.: Studies on sodium-potassium activated adenosine triphosphatase. Arch. Biochem. **95**, 416 (1961).

Degenring, F. H., Curnish, R. R., Berne, R. M.: Influence of dipyridamole in cardiac nucleotide metabolism and coronary flow during hypoxia. J. Molec. Cell. Cardiology (im Druck).
Entman, M. L., Levy, G. S., Epstein, S. E.: Mechanism of action of epinephrine and glucagon on the canine heart: Evidence for increase in sarcotubular calcium stores mediated by cyclic 3'5' AMP. Circulat. Res. **25**, 429 (1969).
Euler, U. S. v.: Noradrenaline. Springfield/Ill.: Ch. C. Thomas 1956.
Glitsch, H. G.: Über einige Eigenschaften des aktiven Na^+-Transports am Myokard. Dtsch. med. Wschr. **95**, 963 (1970).
Goodman, L. S., Gilman, A.: The Pharmacological Basis of therapeutics. New York: Macmillan 1965.
Hertting, G.: Neue Methoden und Ergebnisse in der Pharmakologie angezeigt am Beispiel kreislaufwirksamer Substanzen. Z. Allgemeinmed. **51**, 693 (1975).
Higgins, Ch. E., Braunwald, E.: The prostaglandins. Biochemical, physiologic and clinical considerations. Amer. J. Med. **53**, 92 (1972).
Lindner, E.: Wirkung vasopressorischer Substanzen auf die Gefäßwand. Med. Welt (Stuttg.) **26**, 1017 (1975).
Lydtin, H.: β-Rezeptorenblocker. Ergebn. inn. Med. Kinderheilk. NF **30**, 96 (1970).
Mason, D. T., Zelis, R., Amsterdam, E. A., Massumi, R. A.: Mechanism of digitalis arrhythmias: Electrophysiologic and myocardial subcellular considerations. In: Cardiac Arrhythmias (Eds. L. S. Dreifus, W. Likoff). New York-London: Grune & Stratton 1973.
Nitz, R. E.: Studien zur Pharmakodynamik des Carbochromens. Arzneimittel-Forsch. **20**, 433 (1970).
Rall, T. W., Sutherland, E. W.: Formation of a cyclic adenine ribonucleotide by tissue particles. J. biol. Chem. **232**, 1065 (1958).
Repke, K., Portius, H. J.: Über die Identität der Ionenpumpen-ATPase in der Zellmembran des Herzmuskels mit einem Digitalis-Rezeptorenzym. Experientia (Basel) **19**, 452 (1963).
Shinebourne, E., White, R.: Cyclic AMP and calcium uptake of the sarcoplasmic reticulum in relation to increased rate of relaxation under the influence of catecholamines. Cardiovasc. Res. **4**, 194 (1970).
Wagner, J.: Beitrag zur Pharmakologie der β-Adrenolytika. Dtsch. med. Wschr. **95**, 2442 (1970).
Zimmer, H. G., Gerlach, E.: Studies on the regulation of de novo synthesis of myocardial adenine nucleotides. Arch. ges. Physiol. **343**, R 16 (1973).

Die Behandlung der koronaren Herzerkrankung

Jahnecke, J.: Risikofaktor Hypertonie. Mannheim: Studienreihe Boehringer 1974.

Löwis of Mennar, P. v., Klemens, U. H.: Behandlung primärer Hyperlipoproteinämien der Typen IIa, IIb, III und IV mit Clofibrat (Regelan N 500®). Dtsch. med. Wschr. **98,** 2328 (1973).

Report of an Expert Committee on Arterial Hypertension and Ischemic Heart Disease: Preventive Aspects. Wld. Hlth. Org. techn. Rep. Ser. **231,** 3 (1962).

Sanbar, S. S.: Risikofaktor Hyperlipidämie. Berlin-Heidelberg-New York: Springer 1972.

Schettler, G., Kahlke, W., Schlierf, G.: Essential hypercholesterolemia. In: Lipids and Lipidoses (Hrsg. G. Schettler). Berlin-Heidelberg-New York: Springer 1967.

Schlierf, G., Kahlke, W., Reinheimer, W.: Langzeitbehandlung primärer Hyperlipidämien mit Clofibrat. Fortschr. Med. **88,** 907 (1970).

White, L. W.: Feedback regulation of cholesterol-biosynthesis: Studies with cholestyramine. Circulat. Res. **31,** 899 (1972).

Sachverzeichnis

Acetylcholin 5, 34
Actin 8, 9, 10, 11, 12, 24, 25, 26
Actomyosin-ATPase 24, 30
Adenosin 35, 38, 50, 57
Adenosindesaminase 35
Adenylcyclase 49, 52
Adrenalin (Epinephrin) 6, 34, 35, 44, 46
α-Rezeptoren 34, 35, 43, 45
Anulus fibrosus 3
Arzneimittel
    Aldosteron-Antagonisten (Aldactone®, Metopiron®) 55
    Biguanide (Dipar®, Silubin retard®) 57
    Carbocromen (Intensain®) 51
    Chlorothiazide (Chlotride®, Esidrix®) 55
    Cholestyramin (Cuemid®, Quantalan®) 56
    Clofibrat (Atheropront®, Regelan N500®) 56
    Clonidin (Catapresan®) 47, 56
    Dextro-Tyroxin (Dynothel®, Nadrothyron-D®) 56
    Diazoxid (Hypertonalum®) 56
    Dihydralazin (Adelphan®, Nepresol®) 56
    Dipyridamol (Persantin®) 50, 51, 57
    Guanethidin (Ismelin®) 56
    Herzglykoside (Digitalis, Strophanthin) 42, 55, 58
    Isoproterenol (Aludrin®) 45, 46, 50
    Isosorbiddinitrat (Isoket®, Sorbidilat®) 58
    L-α-Methyldopa (Aldometil®, Sembrina®) 55
    Nicotinsäurederivate (Hexanicit forte®, Niconacid®) 56
    Nitroglycerin (Nitrolingual®) 58
    Orciprenalin (Alupent®) 45
    Oxprenolol (Trasicor®) 46, 47
    Phenoterol (Berotec®) 45
    Prenylamin (Segontin®) 48
    Prindolol (Visken®) 46, 47
    Proporanolol (Dociton®) 46, 47, 50, 55, 58
    Rauwolfia-Alkaloide (Sedaraupin®, Serpasil®) 55
    Salbutamol (Sultanol®) 45
    Sulfonylharnstoffe (Englucon®, Nadisan®, Rastinon®) 56
    Terbutalin (Bricanyl®) 45
    Triamteren (in Dytide-H®) 55
    Verapamil (Isoptin®) 48
ATP-basic splitting 30
ATP-extra splitting 30, 42
Atrioventrikulärer Knoten (Aschoff-Tawara) 7

β-Rezeptoren 34, 35, 44, 45, 47
β-Rezeptorenblocker 46, 47, 48, 58

Calcium-Antagonisten 48, 58
Calcium-Pumpe 28, 29, 43, 44
coronary bypass 57
coronary steal effect 57

Desmosomen 12, 27, 30, 44, 48
Diabetes mellitus 56
Diastase 15

Glanzstreifen (intercalated discs) 8, 9, 10, 12, 26, 27, 30
Glukagon 49

Hissches Bündel 7, 26
Hookesches Gesetz 17
Hyperlipidämie 53, 56
Hypertonie 53, 54, 55

Insulin 57
intermediäre Bläschen 10, 27
intrinsic activity 46

Katecholamine 22, 43, 44, 46, 50
Kochscher Punkt 7
Kontraktiles Element (CE) 18, 19, 20, 22, 24
Koronare Herzkrankheit 40, 57
Kreuzbrücken 11, 12, 24, 25

Laplace Gesetz 14, 18, 22
linksanteriorer Schenkel 7
linksposteriorer Schenkel 7
Linksschädigung 40, 54

Maxwell Modell 18, 19, 24
Mitochondrien 9, 10, 12, 27, 30, 31, 37, 39, 45, 47
Myofibrillen 8, 9, 10, 12
Myokard
  Dehnbarkeit (compliance) 16, 31
  Nachbelastung (afterload) 20, 22, 33, 47
  Sauerstoffverbrauch ($M\dot{V}O_2$) 36, 37
  Verkürzungsgeschwindigkeiten (V_{CE}, V_{max}, V_{pm}) 18, 20, 21, 22, 23, 36, 38
  Vorbelastung (preload) 18, 19, 20, 21, 22, 33, 48
  Wandspannung (T) 20, 21, 22, 33, 38
Myosin 8, 9, 10, 11, 12, 24, 25, 26

Nitroverbindungen 48, 58
Noradrenalin (Norepinephrin) 6, 34, 46
5'-Nucleotidase 35, 49

Pacemaker cells 6
Parallelelastisches Element (PE) 18, 19, 20
Phosphodiesterase 49, 50, 51
Prinzmetal Angina 40
Prostaglandine 51, 52
Purkinje (Purkyne) System 7, 26

Rechter Schenkel 7
Ruhepotential 26, 27, 42

Sarkolemm 8, 9, 10, 35, 49
Sarkomeren 8, 9, 10, 24, 26
Sarkoplasmatisches Retikulum 9, 10, 12, 27, 30, 36, 37, 39, 42, 44
Serienelastisches Element (SE) 18, 19, 20, 22
Serotonin (5-Hydroxytryptamin) 5, 51
Sinusknoten 6, 26
sliding filament model 24
staircase effect 30, 44
Starling Gesetz 16, 17, 20

Tension-time index 37
time to peak dP/dt 24
Transport ATPase 27, 28, 30, 42, 49
transversotubuläres System (T-System) 10, 27
Trigonum fibrosum dextrum 7
Troponin, Tropomyosin 11, 12, 24, 25

Unit membrane model 49

Ventilebene 3, 4, 5, 33
Vesikel 10, 12, 43, 44
Voigt Modell 18, 19, 23

Zahnscher Sinusknoten 6
Zyklisches AMP (cAMP) 49, 50, 51

Taschenbücher
Allgemeinmedizin

Herausgeber: N. Zöllner, S. Häussler,
P. Brandlmeier, I. Korfmacher

Die Allgemeinpraxis
Organisationsstruktur – Gesundheitsdienste – Soziale Einrichtungen
Von P. Brandlmeier et al. Bandherausgeber: P. Brandlmeier. 31 Abbildungen. X, 134 Seiten. 1974. DM 16,–; US $6.60

Hausärztliche Versorgung
Bereitschafts- und Notdienste. Der kranke Mensch. Labordiagnostik
Von P. Brandlmeier et al. Bandherausgeber: P. Brandlmeier. 22 Abbildungen. XVI, 139 Seiten. 1974. DM 18,–; US $7.40

Kardiologie. Hypertonie
Von F. Anschütz et al. Bandherausgeber: D. Klaus. 38 Abbildungen. XXII, 248 Seiten. 1974. DM 24,–; US $9.90

Nephrologie – Urologie
Von H. Loew, P. Mellin, H. Olbing. Bandherausgeber: H. Losse. 28 Abbildungen. XII, 170 Seiten. 1975. DM 28,–; US $11.50

Stoffwechsel – Ernährung – Endokrinium
Von H. J. Bauer et al. Bandherausgeber: N. Zöllner, G. Wolfram. 11 Abbildungen. Etwa 210 Seiten. 1975.
DM 28,–; US $11.50

Springer-Verlag
Berlin
Heidelberg
New York

Preisänderungen vorbehalten

Der 'stumme' Myokardinfarkt
Von H. Mörl
Mit einem Geleitwort von G. Schettler.
15 Abbildungen, 16 Tabellen. XIII, 113 Seiten. 1975 (Ein Kliniktaschenbuch).
DM 18,80; US $7.80

Diagnose und Therapie in der Praxis
Übersetzt nach der amerikanischen Ausgabe von M.A. Krupp, M. J. Chatton et al.
Bearbeitet, ergänzt und herausgegeben von K. Huhnstock, W. Kutscha unter Mitarbeit von H. Dehmel. 3. erweiterte Auflage.
27 Abbildungen. XVIII, 1337 Seiten. 1974.
Gebunden DM 78,–; US $32.00

Therapie innerer Krankheiten
Herausgeber: E. Buchborn, H. Jahrmärker, H.J. Karl, G.A. Martini, W. Müller, G. Riecker, H. Schwiegk, W. Siegenthaler, W. Stich.
2. korrigierte Auflage. 32 Abbildungen.
XXXI, 650 Seiten. 1974.
Gebunden DM 48,–; US $19.70

Digitalistherapie
Beiträge zur Pharmakologie und Klinik
Herausgeber: H. Jahrmärker. 44 Abbildungen.
VIII, 109 Seiten. 1975.
DM 28,–; US $11.50

Geriatrie in der Praxis
Herausgeber: W. H. Hauss, W. Oberwittler
42 Abbildungen. XVI, 298 Seiten. 1975.
Gebunden DM 48,–; US $19.70

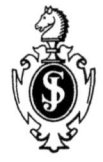

Springer-Verlag
Berlin
Heidelberg
New York

Preisänderungen vorbehalten

MIX
Papier aus verantwortungsvollen Quellen
Paper from responsible sources
FSC® C105338

If you have any concerns about our products,
you can contact us on
ProductSafety@springernature.com

In case Publisher is established outside the EU,
the EU authorized representative is:
**Springer Nature Customer Service Center GmbH
Europaplatz 3, 69115 Heidelberg, Germany**

Printed by Libri Plureos GmbH
in Hamburg, Germany